超声诊断从入门到精通系列

张建兴　陈　铃　总主编

# 甲状腺超声入门

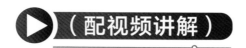

（配视频讲解）

陈　铃　张建兴　黄学阳　主编

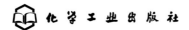

化学工业出版社

·北京·

**图书在版编目（CIP）数据**

甲状腺超声入门：配视频讲解/陈铃，张建兴，黄学阳主编.—北京：化学工业出版社，2024.7

（超声诊断从入门到精通系列/张建兴，陈铃总主编）

ISBN 978-7-122-45617-5

Ⅰ.①甲… Ⅱ.①陈…②张…③黄… Ⅲ.①甲状腺疾病-超声波诊断 Ⅳ.①R581.04

中国国家版本馆CIP数据核字（2024）第094363号

责任编辑：赵玉欣　王新辉　　　　　装帧设计：关　飞
责任校对：李雨函

出版发行：化学工业出版社
　　　　　（北京市东城区青年湖南街13号　邮政编码100011）
印　　装：中煤（北京）印务有限公司
710mm×1000mm　1/16　印张9　字数186千字
2024年10月北京第1版第1次印刷

购书咨询：010-64518888　　　　　售后服务：010-64518899
网　　址：http://www.cip.com.cn
凡购买本书，如有缺损质量问题，本社销售中心负责调换。

定　　价：59.80元　　　　　　　　版权所有　违者必究

# 本册编写人员名单

主编：陈　铃　　张建兴　　黄学阳

编写人员（按姓名拼音排序）

陈　铃　　陈欣欣　　黄学阳　　刘桂连
唐恬恬　　王晓丹　　叶思婷　　张建兴

绘图：叶思婷　　亓毛毛

视频：陈　铃　　唐恬恬

# 丛书序

　　超声医学作为现代医学的璀璨明珠，已发展成为一门临床不可或缺的诊疗技术。它以其无创、无痛、实时动态的特点，深受患者与医生的青睐。同时，超声医学的精准诊断能力，更是为临床医生提供了有力的支持，帮助他们在疾病的早期发现、早期诊断、病情评估以及治疗方案制定等方面取得了显著进步。

　　随着超声技术的不断发展与创新，其在临床中的应用范围也日益广泛。从最初的腹部脏器检查，到如今的乳腺、甲状腺、卵巢、心脏等多个系统的病变管理，超声医学正逐渐渗透到医学的各个领域。各种基于超声病变规范管理的指南也应运而生，如乳腺病变管理的 ACR BI-RADS 分类、甲状腺病变管理的 C-TIRADS / ACR TI-RADS 分类、卵巢肿瘤的 ACR O-RADS 分类、肝肿瘤的 ACR LI-RADS 分类等。这些指南不仅为医生们提供了病变管理的科学依据，更成了病变管理的重要工具，推动着超声医学在临床实践中的广泛应用。同时，也有利于初学医生对病灶特征的掌握、降低学习难度。

　　然而，超声医学博大精深，对于初学者来说，这无疑是一座高山。"超声诊断从入门到精通系列"的编写，汇聚了来自临床一线专家们的智慧与经验。他们深知初学者在超声医学领域的困惑与挑战，因此，旨在通过本丛书，为初学者打开超声医学的大门，引导他们逐步掌握超声扫查的基本技巧与要领。

　　从本丛书中，读者可以学习到超声解剖的基础知识，了解超声扫描的基础知识和技能。同时，通过丰富的病例分析，读者将能够深入了解各种病变的超声表现及其规范管理，从而在实际操作中更加得心应手。

　　本丛书以简洁明了的语言、实用有效的案例以及生动形象的手绘示意图，帮助读者迅速掌握超声医学的精髓。无论是对于刚刚踏入超声医学领域的初学者，还是对于希望进一步提升自己技能的临床医生，本丛书都将是一套不可或缺的参考书。

　　最后，我要衷心感谢所有为本丛书付出辛勤努力的专家们。他们的无私奉献与智慧结晶，将为超声医学领域的发展注入新的活力。让我们携手共进，在超声医学的道路上不断探索、前行！

丛书主编

# 前言

甲状腺是人体重要的内分泌器官，其功能正常与否直接关系到人体的健康。然而，甲状腺疾病的发病率逐年上升，尤其是甲状腺癌，已经成为全球范围内增长最快的恶性肿瘤之一。因此，提高甲状腺疾病的诊断水平，对于早期发现、早期诊断具有重要意义。

随着医疗技术的进步，超声技术已经成为医学领域不可或缺的检查手段。超声以其无创、便捷、准确、无辐射的优点，成为甲状腺疾病诊断的首选方法。通过高频超声，我们可以清晰地观察到甲状腺的形态、大小、实质回声、血流情况和是否存在结节以及结节的边缘、纵横比、是否有微钙化等信息。更重要的是，超声技术可以帮助我们判断甲状腺结节的良恶性，为临床医生提供决策依据。因此，如何通过超声检查对甲状腺结节进行良恶性风险分层，成为临床的重要需求。

《甲状腺超声入门（配视频讲解）》正是为了满足这一需求而编写的。本书从甲状腺超声的基本原理、操作技巧、诊断标准等方面进行了详细阐述，详细讲解甲状腺、甲状旁腺、颈部淋巴结的超声扫查技巧和正常表现，在此基础上，重点讨论如何通过超声检查评估甲状腺结节的良恶性风险、甲状腺疾病和甲状旁腺疾病的超声诊断和鉴别诊断、甲状腺癌颈部引流区淋巴结转移的超声诊断、甲状腺超声检查的规范化报告及病例分析等，旨在帮助初学者快速掌握甲状腺超声检查的核心知识，提高诊断水平。

在编写过程中，我们力求内容全面、深入浅出、图文并茂。通过大量的病例分析、实战经验分享、典型超声图片等，使读者能够更好地理解甲状腺超声的精髓，帮助读者更好地将理论知识应用于实际工作中。

我们希望《甲状腺超声入门（配视频讲解）》能够成为广大医学工作者，尤其是超声科医师、内分泌科医师、甲状腺外科医师等在临床工作中的案头参考书。同时，也希望本书能够为提高甲状腺疾病的诊疗水平、为广大患者的健康贡献一份力量。

感谢广东省中医院刘晓琳、梁雁、张莉苏、王景彩、刘宇、毛武勇医生，在本书的初稿撰写过程中，多次参与讨论、交流看法，提出了很多有见地的观点和建议。

我们希望读者在使用本书过程中提出宝贵意见和建议，以便我们不断改进和改善。

编者

2024 年 1 月　广州

# 目录

# 第2部分
# 甲状旁腺超声检查 / 071

# 第3部分
# 颈部淋巴结超声检查 / 090

# 第1部分

# 甲状腺超声检查

## 1.1 甲状腺超声检查方法

　　甲状腺是人体重要的内分泌腺体，位于颈前下方软组织内，紧贴气管软骨环的两侧，分为左、右两叶和峡部。横切面呈蝶形，左右对称，纵切面呈锥体状。部分人群可见锥状叶：峡部向上伸出一个锥状叶，长短不一，部分可至舌骨（儿童多见）。峡部横过第 2～4 气管软骨环前，其宽窄因人而异（图 1-1-1）。

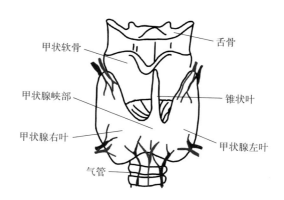

图1-1-1　甲状腺位置及毗邻结构

　　超声检查具有价格低、无创、无辐射、实时成像等优势，是甲状腺检查和病变监测的首选方法，但也有以下不足之处：①对操作者习惯和经验依赖性强；②对中央组、上纵隔和咽后间隙组淋巴结转移的评估受限；③对胸骨后甲状腺病变、滤泡结节、较大直径甲状腺结节以及其与周围结构的关系评估受限；④对孤立性粗钙化和后壁环形钙化的判断存在困难（图 1-1-2）。

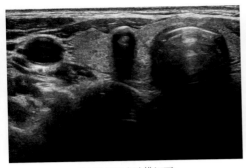
(A) 甲状腺右叶横切面

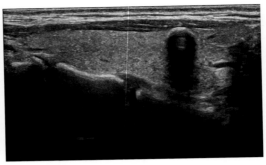
(B) 甲状腺右叶纵切面

图1-1-2　甲状腺右叶孤立性钙化

## 1.1.1　患者体位

　　患者仰卧于检查床上，颈后垫以枕头，头略后仰，充分暴露颈部。如果颈部有饰物，需要把饰物摘掉。扫查一侧甲状腺时，必要时可嘱患者头部向对侧偏转。

## 1.1.2　扫查方法与成像参数调节

　　（1）仪器选择及调节　选择中高档的彩色多普勒超声诊断仪。探头选择：选择7.5～18MHz高频线阵超声探头。根据甲状腺与体表的距离、甲状腺增大的程度灵活调整探头频率。在少数情况下，如巨大的甲状腺、胸骨后甲状腺肿可采用频率较低的腹部凸阵探头扫查。在检查过程中要注意调节增益、灵敏度时间控制和聚焦。深度增益补偿（STC）：探头近场到远场调整为明亮度一致。聚焦：调整焦点，置于重点观察的区域。视野深度和宽度可显示50mm。

　　（2）扫查方法　用高频探头，采用横切和纵切的方式，从上往下或从下往上、从左往右或从右往左的方式进行扫查。在横切面和纵切面全面扫查甲状腺双侧叶及峡部时，注意不遗漏锥状叶。如患者系一侧或双侧甲状腺切除术后，则需对甲状腺床进行横切面和纵切面扫查（图1-1-3）。

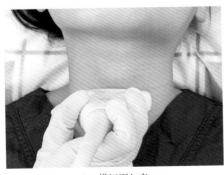
(A) 横切面扫查

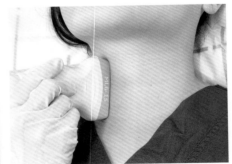
(B) 右叶纵切面扫查

图1-1-3　正常甲状腺超声扫查体位图

### 1.1.3　图像分析

#### 1.1.3.1　甲状腺结节标准化描述词

（1）甲状腺结节部位的描述

a. 所有结节均要求留横切面和纵切面（图 1-1-4）。

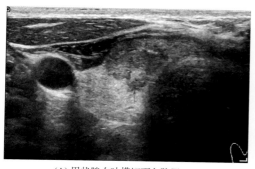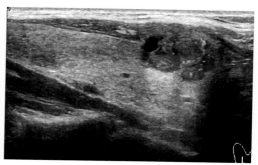

(A) 甲状腺右叶横切面灰阶图　　　　　　(B) 甲状腺右叶纵切面灰阶图

图1-1-4　甲状腺右叶乳头状癌（→）

b. 甲状腺分左、右侧叶，单侧甲状腺又分为上、中、下三个区域，加上峡部，整个甲状腺共 7 个区域。少部分结节可发生于异位甲状腺组织或锥状叶。

c. 根据毗邻组织，横切面分为颈总动脉侧（外侧）、气管侧（内侧）。

d. 根据病灶与前被膜和后被膜的关系，分为腹侧、背侧；同时需描述是否有侵犯被膜的情况，以及病灶与气管及气管软骨环的关系。

（2）甲状腺结节的数目

a. 结节数目指甲状腺内能被超声检出的结节个数。

b. 分为单发结节和多发结节。

c. 甲状腺也存在多灶性癌，或者与结节性甲状腺肿并存。

d. 不同类型的甲状腺癌可共存。

e. 当甲状腺内有多个结节时，超声图像特征基本相同的良性结节可以合并描述，需详细记录甲状腺每侧叶及峡部最大病灶的位置、大小和超声征象。

f. 可疑恶性的结节若超声表现不同，需要分别描述其位置、大小和超声征象。

g. 若可疑恶性的结节超声表现相同，可分别记录其位置和大小，统一描述超声征象。

（3）结节的方位或形态的描述　纵横比（图 1-1-5）。

a. 垂直位：纵横比≥1，指在横切面或纵切面评估时，结节长轴与皮肤倾向于垂直，结节的前后径大于左右径或上下径。垂直位是一个敏感而特异的可疑恶性征象之一［图 1-1-5（A）］。

b. 水平位：纵横比＜ 1，指在横切面或纵切面评估时，结节长轴与皮肤倾向于平行，结节的前后径小于 / 等于左右径或上下径 [图 1-1-5（B）]。

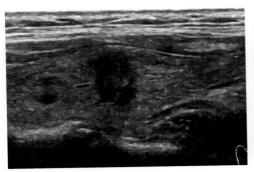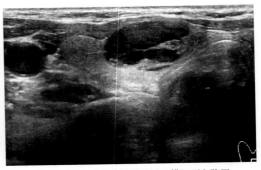

(A) 甲状腺左叶乳头状癌纵切面灰阶图
（呈垂直位）

(B) 甲状腺右叶结节性甲状腺肿横切面灰阶图
（呈水平位）

图1-1-5　甲状腺结节（ → ）的纵横比

（4）结节的边缘　包括光整、模糊（不明确）、分叶或不规则、甲状腺外侵犯（图1-1-6）。

a. 边缘光整：边缘呈境界清晰、光滑完整的曲线状，更常见于甲状腺良性结节，但有 33% ～ 93% 的恶性结节也可能具有边缘光整的特点 [图 1-1-6（A）]。

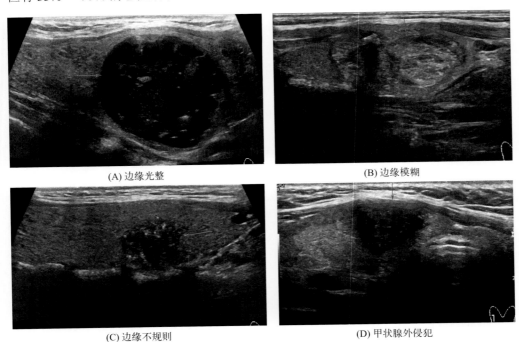

(A) 边缘光整

(B) 边缘模糊

(C) 边缘不规则

(D) 甲状腺外侵犯

图1-1-6　甲状腺结节边缘（ → ）

b.边缘模糊（不明确）：结节的边界难以与周围甲状腺实质相区分［图1-1-6（B）］。

c.边缘不规则：边缘呈毛刺状、成角或微小分叶状［图1-1-6（C）］。边缘不规则是可疑恶性超声征象。

d.甲状腺外侵犯：结节累及甲状腺包膜，导致甲状腺包膜破坏，严重时侵犯毗邻软组织和（或）血管。甲状腺外侵犯是一个高度可靠的可疑恶性征象，也是一个不良的预后标志［图1-1-6（D）］。

（5）结节的声晕或晕环（halo）　指结节周围环绕的低回声或无回声区，分为有声晕和无声晕。

a.有声晕：按照声晕的厚度，可将声晕分为薄声晕（thin halo）和厚声晕（thick halo）；按照声晕厚度的均匀性，可将声晕分为厚度均匀声晕（even thickness halo）和厚度不均匀声晕（uneven thickness halo）（图1-1-7）。

b.无声晕：结节周边无环绕的低回声或无回声区。

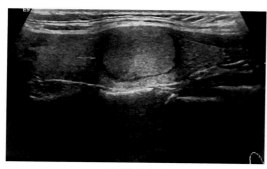 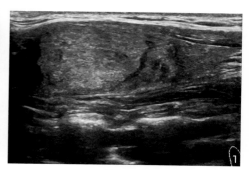

(A) 厚度均匀声晕　　　　　　　　　　　(B) 厚度不均匀声晕

图1-1-7　结节声晕（ → ）

（6）结节的结构

a.囊肿或几乎完全囊肿：结节完全或几乎完全呈囊性，囊壁薄，内部可出现纤细分隔，可出现沉积物［图1-1-8（A）］。

b.海绵状：海绵状结构与良性的病理学改变高度相关。一个海绵状结节由大量微小囊腔构成，但无实性组织。结节内仅出现少许分散囊性成分时，结节不应该被定性为海绵状结构［图1-1-8（B）］。

c.囊实混合性：实性为主——实性成分占结节的50%以上［图1-1-8（C）］；囊性为主——实性成分占结节的50%以下［图1-1-8（D）］。

d.实性：结节完全由实性组织构成，不含任何囊性成分［图1-1-8（E）、（F）］。

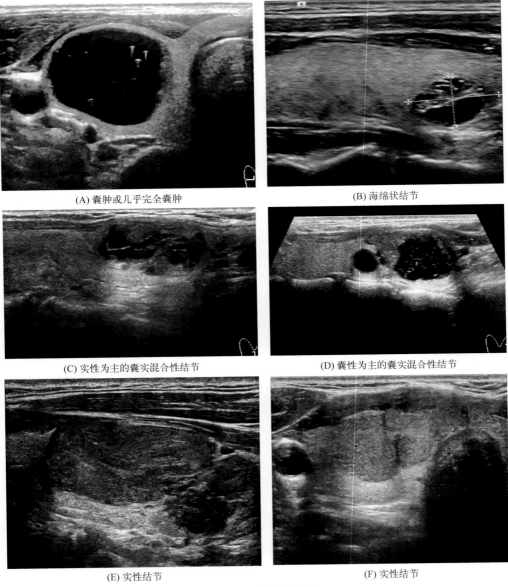

(A) 囊肿或几乎完全囊肿                    (B) 海绵状结节

(C) 实性为主的囊实混合性结节        (D) 囊性为主的囊实混合性结节

(E) 实性结节                             (F) 实性结节

图1-1-8 结节的结构

（7）结节的回声 指结节的实性成分相对于甲状腺实质及颈部带状肌的回声水平。其中，高回声、等回声、低回声是与周围甲状腺实质对比，极低回声是同颈部带状肌对比。需注意当结节回声低于甲状腺实质但高于或等于带状肌回声时，依然定义结节为低回声而非极低回声。一般认为低回声或极低回声为可疑恶性特征。

a. 无回声：囊性结节［图1-1-9（A）］。

b. 高回声：回声高于周围甲状腺实质［图 1-1-9（B）］。

c. 等回声：回声和周围甲状腺实质相似［图 1-1-9（C）］。

d. 低回声：回声低于周围甲状腺实质［图 1-1-9（D）］。

e. 极低回声：回声低于颈部带状肌［图 1-1-9（E）］。

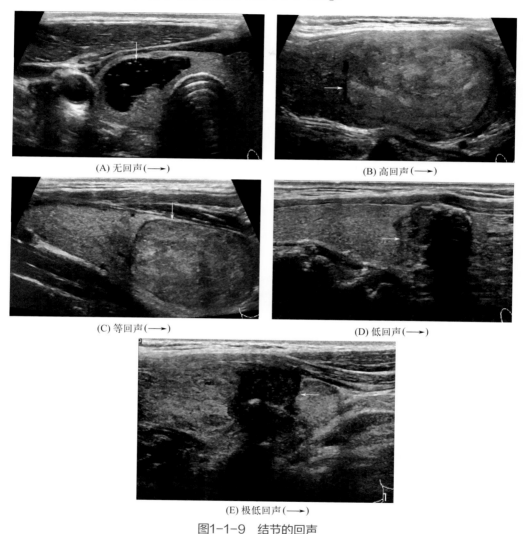

(A) 无回声(—→)　　　　　　　　　　(B) 高回声(—→)

(C) 等回声(—→)　　　　　　　　　　(D) 低回声(—→)

(E) 极低回声(—→)

图1-1-9　结节的回声

（8）局灶性强回声

a. 彗星尾征：出现在结节囊性或实性区域的点状或短线状强回声，后方出现逐渐减弱的多条平行强回声，属于混响伪像的一种类型，大多由浓缩胶质所致［图 1-1-10（A）、（B）］。

b. 粗钙化：大于 1mm 的强回声，通常伴有声影［图 1-1-10（C）］。

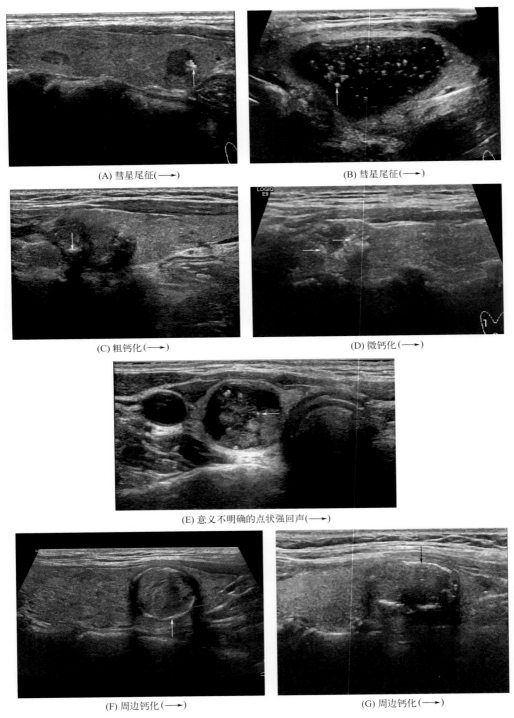

(A) 彗星尾征(——)

(B) 彗星尾征(——)

(C) 粗钙化(——)

(D) 微钙化(——)

(E) 意义不明确的点状强回声(——)

(F) 周边钙化(——)

(G) 周边钙化(——)

图1-1-10 局灶性强回声

c.微钙化：小于1mm的点状强回声，后方可不出现声影，也可出现声影［图1-1-10（D）］。

d.意义不明确的点状强回声：小于1mm的点状强回声，后方无声影，也无彗星尾伪像，难以判断是微钙化还是浓缩胶质或其他成分［图1-1-10（E）］。

e.周边钙化：钙化位于结节的边缘区域，可以呈连续或断续的环形或弧形，占据结节边缘的1/3以上［图1-1-10（F）］；一些学者注意到周围钙化中断突出软组织为可疑恶性，特异性较低［图1-1-10（G）］。

（9）后方回声特征　结节后方回声水平的改变反映了结节的声衰减特征。

a.增强：结节后方的回声高于同一深度周围组织的回声［图1-1-11（A）］。

b.衰减：结节后方的回声低于同一深度周围组织的回声［图1-1-11（B）］。恶性结节后方出现回声衰减的概率更高。

c.无改变：结节后方的回声类同于同一深度周围组织的回声［图1-1-11（C）］。

d.混合性改变：结节后方的回声为上述回声类型的混合［图1-1-11（D）］。

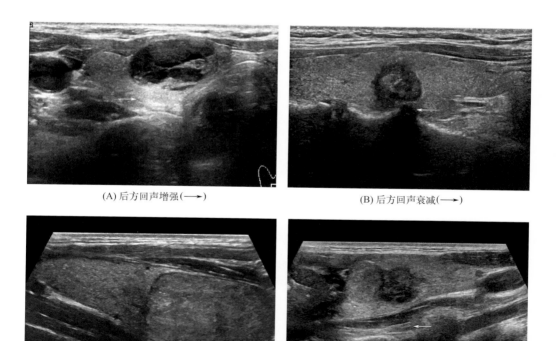

(A) 后方回声增强(—→)　　　　(B) 后方回声衰减(—→)

(C) 后方回声改变(—→)　　　　(D) 后方回声的混合性改变(—→)

图1-1-11　后方回声特征

### 1.1.3.2 中国版C-TIRADS分类和ACR TI-RADS分类

见表1-1-1、表1-1-2。

表1-1-1 基于计数法的C-TIRADS分类

| 结节 | 分值 | 恶性率/% | C-TIRADS分类 |
|------|------|---------|--------------|
| 无结节 | 无分值* | 0 | 1：无结节 |
| 有结节 | | 0 | 2：良性 |
| | 0 | <2 | 3：良性可能 |
| | 1 | 2~10 | 4A：低度可疑恶性 |
| | 2 | 10~50 | 4B：中度可疑恶性 |
| | 3~4 | 50~90 | 4C：高度可疑恶性 |
| | 5 | >90 | 5：高度提示恶性 |
| | — | — | 6：活检证实的恶性 |

*无结节，不予赋分。

注：1.阳性指标：垂直位（+）、实性（+）、极低回声（+）、点状强回声（可疑微钙化）、边缘模糊/不规则或甲状腺外侵犯（+）。

2.阴性指标：点状强回声（彗星尾伪像）（-1）。

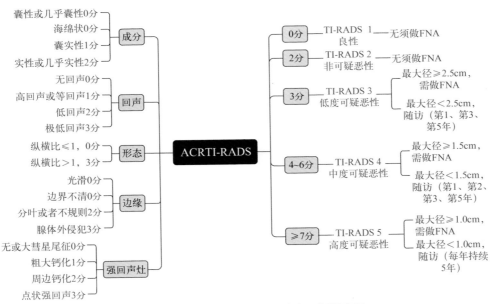

表1-1-2 ACR TI-RADS分类及指导意见

### 1.1.3.3 超声新技术

（1）超声造影　通过观察微泡的运动和分布，实时、动态地评估甲状腺结节的微灌注。目前其临床应用仍存在一些争议，现有的多个指南仅推荐超声造影作为补充手段，不建议常规使用。

（2）超声弹性成像（E成像）　超声弹性成像可作为常规超声的补充检查方法，欧洲超声联合会、世界超声联合会和《超声E成像临床应用指南（配增值）》都肯定了弹性成像在甲状腺结节良恶性鉴别中的价值，但弹性成像并不能取代常规超声。峡部结节、囊性结节、明显钙化的结节等影响弹性成像的准确性。甲状腺恶性结节的弹性测值升高（图1-1-12）。

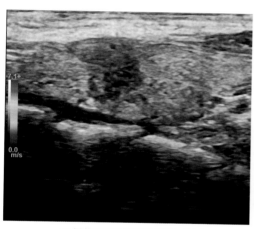 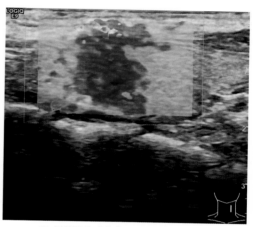

(A) 甲状腺左叶结节纵切面灰阶图　　　　　(B) 甲状腺左叶结节纵切面剪切波弹性图

**图1-1-12　甲状腺左叶乳头状癌弹性增高**

甲状腺左叶中上部可见一实性低回声结节，边缘不光整，纵横比＞1，未见明显微小点状强回声，后方回声稍衰减，剪切波弹性图提示硬度增加。超声提示：甲状腺左叶中上部结节，C-TIRADS 5类（考虑甲状腺微小癌）。病理：甲状腺左叶微小乳头状癌

## 1.2　正常甲状腺的超声图像及病变测量

### 1.2.1　正常甲状腺的超声声像图

甲状腺被膜为一薄而规整的带状中、高回声，实质呈细小密集均匀分布的中等回声（明显高于邻近的胸锁乳突肌）（图1-2-1）。

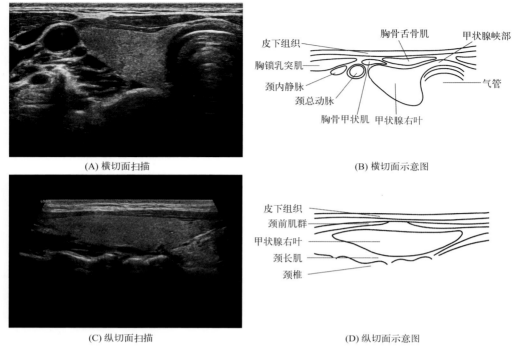

(A) 横切面扫描        (B) 横切面示意图

(C) 纵切面扫描        (D) 纵切面示意图

图1-2-1　甲状腺右叶正常超声声像图+示意图

### 1.2.2　正常甲状腺的大小

正常甲状腺侧叶上下径为 4.0 ～ 6.0cm，前后径为 1.5 ～ 2.0cm，左右径为 2.0 ～ 2.5cm；峡部的前后径为 0.2 ～ 0.6cm，左右径为 1.2 ～ 2.0cm，上下径为 1.5 ～ 2.0cm。正常甲状腺侧叶长径变异较大，但前后径差异相对较小，不超过 2cm。

### 1.2.3　测量方法

（1）甲状腺大小的推荐测量方法　在最大横切面测量甲状腺的前后径和左右径，左右两侧叶纵切扫描取最大纵切面测量上下径（图 1-2-2）。上下径测量可受探头宽度的限制，当超过探头测量范围时，可选用梯形成像、宽景成像、双幅无缝拼接或用腹部探头进行测量。当甲状腺下极伸入胸骨后方，无法完全测量上下径时，应在报告中予以提示。从上向下横切扫描峡部，于显示峡部最厚处测量厚度。

（2）当甲状腺内有结节，并且结节大小超过腺体径线时，甲状腺腺体各径线应在含病灶的最大切面进行测量，图 1-2-3 为正确测量，图 1-2-4 为错误测量（图 1-2-3、图 1-2-4 为同一患者）。

（3）甲状腺上动脉的彩色多普勒超声测量　通过颈动脉纵切面和横切面显示颈动脉第一分支即甲状腺上动脉，平均内径为 2mm，收缩期峰值流速为 30 ～ 50cm/s。

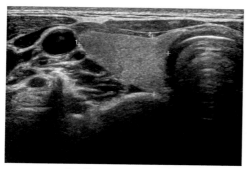
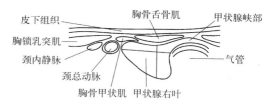

(A) 最大横切面测量前后径和左右径 　　　　(B)最大横切面测量前后径和左右径示意图

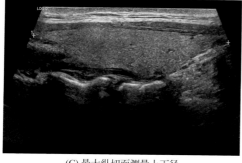
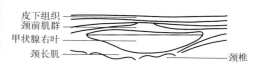

(C) 最大纵切面测量上下径 　　　　(D) 最大纵切面测量上下径示意图

图1-2-2　甲状腺大小测量

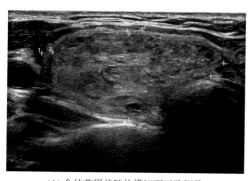
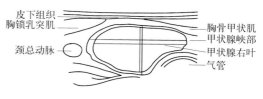

(A) 含结节甲状腺的横切面正确测量 　　　　(B) 含结节甲状腺的横切面正确测量示意图

图1-2-3　含结节甲状腺前后径和左右径的正确测量

## 1.2.4　甲状腺病变的推荐测量方法

（1）甲状腺结节大小的推荐测量方法　推荐测量结节的 3 个径线，包括在最大横切面上测量结节的前后径及与上述径线垂直的左右径（同一平面）、在最大纵切面上测量上下径（图 1-2-5）。测量径线通常与声束平行或垂直，但当结节较为倾斜时，测量径线可与声束存在一定角度。

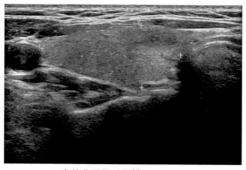

(A) 含结节甲状腺的横切面错误测量　　　　(B) 含结节甲状腺的横切面错误测量示意图

图1-2-4　含结节甲状腺前后径和左右径的错误测量

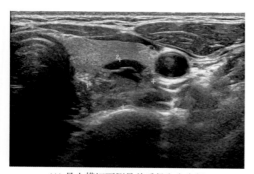

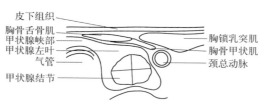

(A) 最大横切面测量前后径和左右径　　　　(B) 最大横切面测量前后径和左右径示意图

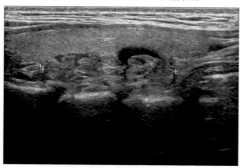

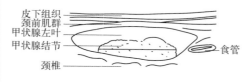

(C) 最大纵切面测量上下径　　　　(D) 最大纵切面测量上下径示意图

图1-2-5　甲状腺结节测量方法

（2）测量随访中的患者结节时，为保证评估的准确性，测量方法最好与前次检查相一致。

# 1.3 甲状腺弥漫性病变

## 1.3.1 甲状腺功能亢进症

【临床特点】

甲状腺功能亢进症，简称甲亢，指甲状腺肿大，甲状腺激素分泌增加而导致的高代谢和基础代谢增加。大多数为甲状腺弥漫性增生，通称为原发性甲亢、毒性弥漫性甲状腺肿（Graves 病）。多发生于 20～40 岁青年女性，与精神因素有关。甲状腺体积呈弥漫性、对称性肿大，为正常甲状腺的 2～3 倍，质软，随吞咽上下移动。由于甲状腺的血流量增加，上下外侧可闻及血管杂音和扪及震颤。临床表现为食欲增大但消瘦、乏力和易疲劳、脾气急躁、易生气、常失眠、心悸、怕热、易出汗、眼球突出等，双手常有细微而有节律的震颤。实验室检查提示促甲状腺激素（TSH）降低，血清游离三碘甲腺原氨酸（fT$_3$）和血清游离甲状腺素（fT$_4$）浓度增高，促甲状腺激素受体刺激性抗体（TRAb）阳性。

【断面显示】

甲状腺功能亢进症超声横切面、横切面血流图和示意图见图 1-3-1。

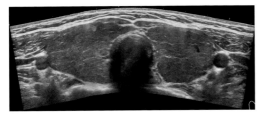

(A) 横切面

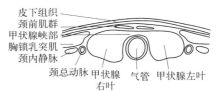

(B) 横切面示意图

皮下组织
颈前肌群
甲状腺峡部
胸锁乳突肌
颈内静脉
颈总动脉　甲状腺　气管　甲状腺左叶
　　　　　右叶

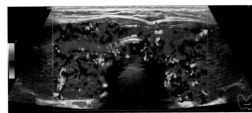

(C) 横切面血流图

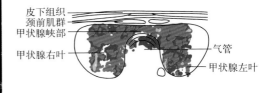

(D) 横切面血流示意图

皮下组织
颈前肌群
甲状腺峡部
甲状腺右叶
　　　　　　　　　　气管
　　　　　　　　　　甲状腺左叶

图1-3-1　甲状腺功能亢进症超声断面显示

【超声诊断】

① 甲状腺弥漫性、对称性肿大。

② 实质内部回声增粗、减低，分布不均匀。

③ 实质内血管扩张。

④ 彩色多普勒显示甲状腺实质内血流信号丰富，呈"火海征"。

⑤脉冲多普勒显示血流速度增快。

典型超声表现见图1-3-2。

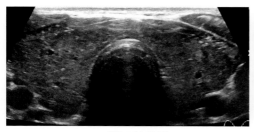 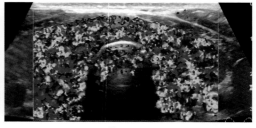

(A) 横切面灰阶图　　　　　　　　　　　(B) 横切面彩流图

图1-3-2　甲状腺功能亢进症

（A）示甲状腺体积弥漫性、对称性增大。包膜完整、尚光滑。实质回声增粗、明显减低，分布不均匀，未见明显肿块回声。（B）示甲状腺实质内血流信号丰富，呈"火海征"。超声提示：甲状腺弥漫性肿大并实质弥漫性声像异常，考虑甲状腺功能亢进症可能

【鉴别诊断】

（1）桥本甲状腺炎　两者的相同点：甲状腺体积增大；实质回声增粗、减低，均可出现血流信号增多。两者鉴别要点：桥本甲状腺炎的实质回声减低程度更为明显，有弥漫性分布的稍高回声区或小片状低回声区，血流信号较丰富，一般不出现"火海征"，同时伴有颈部Ⅵ区淋巴结肿大；甲状腺功能亢进症的甲状腺实质内血流信号丰富，多出现"火海征"，较少出现颈部Ⅵ区淋巴结肿大。根据实验室检查可进行鉴别。

（2）甲状腺功能减退症　早期的甲状腺功能减退症超声表现可为甲状腺体积增大，实质回声减低，回声欠均匀，彩色多普勒也可表现为甲状腺实质内血流信号明显增多、丰富呈"火海征"，不易与甲状腺功能亢进症相鉴别。但甲状腺功能减退症患者的甲状腺实质回声较甲状腺功能亢进症患者的要更低，且检查时医生不会感觉到探头传递的震颤感，结合实验室检查可以确定。

【特别提示】

甲状腺功能亢进症的早期常常缺乏上述声像表现。治疗后或缓解期，甲状腺的大小可正常，回声水平也可恢复正常，血流速度较治疗前有所下降。

## 1.3.2　甲状腺功能减退症

【临床特点】

甲状腺功能减退症（简称甲减）是指甲状腺实质组织的甲状腺激素作用不足或缺如的一种病理状态。女性发病多于男性，随着年龄增加患病率有所升高，在年龄大于65岁的人群中，患病率为2%～5%。在病理上甲减分为两类。①原发性甲状腺功能减退症：甲状腺萎缩，腺泡大部分被纤维组织所代替，腺泡上皮矮小，胶质含量极少。②继发性甲状腺功能减退症：多见于放射线治疗后或药物治疗后（抑制甲状腺激素分泌）。

【断面显示】

甲状腺功能减退症超声横切面、横切面血流图和示意图见图1-3-3。

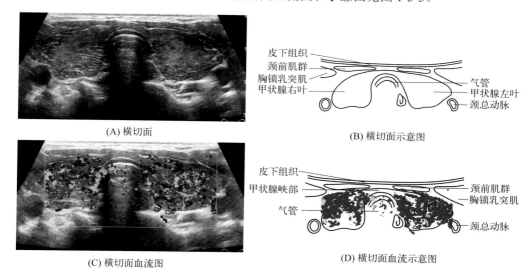

(A) 横切面

(B) 横切面示意图

(C) 横切面血流图

(D) 横切面血流示意图

图1-3-3　甲状腺功能减退症超声断面显示

【超声诊断】

① 早期甲状腺功能减退症患者甲状腺体积可弥漫性轻度增大，也可表现为甲状腺体积缩小。

② 实质内部回声增粗、减低，分布不均匀。

③ 彩色多普勒血流成像（CDFI）显示甲状腺内血流信号增多、较丰富。

典型超声表现见图1-3-4。

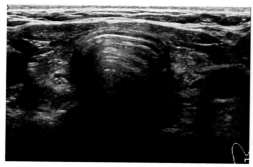

(A) 横切面灰阶图

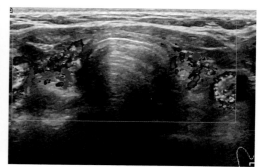

(B) 横切面彩流图(CDFI)

图1-3-4　甲状腺功能减退症

患者既往因甲状腺功能亢进症行¹³¹I治疗后出现甲状腺功能减退症。（A）示甲状腺体积缩小，包膜尚光滑。实质回声增粗、减低，分布不均匀，未见明显肿块回声。（B）甲状腺实质内可见较丰富的血流信号。超声提示：甲状腺体积缩小并实质弥漫性声像异常，结合病史考虑甲状腺功能减退症

【鉴别诊断】

见"甲状腺功能亢进症"的鉴别诊断内容。

【特别提示】

甲状腺组织内的血流丰富与否，与甲状腺功能有一定关系，但彩色多普勒血流信号与甲状腺功能无正相关关系。甲状腺功能减退症有时也可表现为甲状腺肿大、回声减低、血流信号丰富，不易与甲状腺功能亢进症的声像图相鉴别。若无典型的临床症状或已知实验室检查，超声不宜直接提示甲状腺功能亢进症（甲亢）或甲状腺功能减退症（甲减）的诊断，建议提示"甲状腺弥漫性改变，请结合实验室检查"。

### 1.3.3 桥本甲状腺炎

【临床特点】

桥本甲状腺炎是一种以自身的甲状腺组织作为抗原的慢性炎性自身免疫性疾病，由日本学者 Hashimoto 于 1912 年首先报道。常见于女性，多发于 30～50 岁，病程较长（1～2 年），大部分患者无明显自觉症状。患者颈部可有压痛不适，甲状腺弥漫性肿大，质地逐渐变韧、变硬，但无明显结节。合并甲状腺功能异常者可有以下临床表现。①甲亢：心慌、出汗等；甲减：怕冷、乏力、皮肤干燥、胸闷、心包积液等。②特殊表现：桥本脑病、不孕、甲状腺淀粉样变、淋巴细胞性间质性肺炎等。③合并症：淋巴瘤、其他自身免疫疾病等。实验室检查：血中甲状腺自身抗体滴度［抗甲状腺过氧化物酶抗体（anti-TPOAb）、抗甲状腺球蛋白抗体（anti-TGAb）］明显增高，可伴有其他自身免疫疾病。正常参考值：anti-TPOAb ＜ 60U/ml；anti-TGAb ＜ 60U/ml。甲状腺功能：20% 患者合并甲状腺功能减退症，5% 患者出现甲状腺功能亢进症，余可表现正常。

【断面显示】

桥本甲状腺炎超声横切面、纵切面血流图和示意图见图 1-3-5。

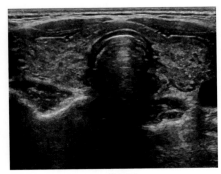

(A) 横切面

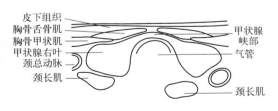

(B) 横切面示意图

皮下组织
胸骨舌骨肌
胸骨甲肌
甲状腺右叶
颈总动脉
颈长肌
甲状腺峡部
气管
颈长肌

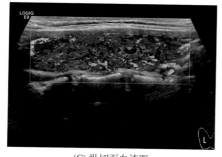

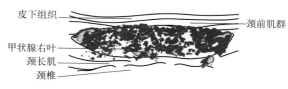

（C）纵切面血流图             （D）纵切面血流示意图

**图1-3-5　桥本甲状腺炎超声断面显示**

【超声诊断】

①甲状腺双侧叶呈弥漫性增大，以前后径增大明显，峡部明显增厚。病变后期可表现为甲状腺缩小。

②甲状腺实质回声明显增粗、弥漫性减低，分布不均匀，内可见条状高回声，可见多个弥漫性分布的片状低回声区。

③彩色多普勒超声显示：病变早期，甲状腺内血流信号弥漫性增多；病变后期，由于腺体纤维化，腺体内血流供应仅轻度增加或无明显增加。

④甲状腺上动脉血流速度增快，但明显低于甲亢血流速度。

⑤同时伴有颈部Ⅵ区淋巴结肿大。

典型超声表现见图 1-3-6。

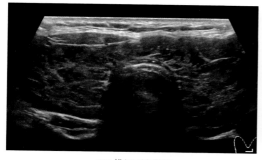 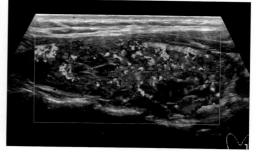

（A）横切面灰阶图             （B）左叶纵切面彩流图

**图1-3-6　桥本甲状腺炎**

（A）示甲状腺体积增大，包膜完整、欠光滑。甲状腺实质回声明显增粗、减低、分布不均匀，可见多个小片状低回声区，未见明显肿块回声。（B）示甲状腺内血流信号较丰富。同时伴有颈部Ⅵ区多发淋巴结肿大。超声提示：甲状腺肿大并实质弥漫性声像异常，考虑桥本甲状腺炎可能

【鉴别诊断】

（1）桥本甲状腺结节与甲状腺滤泡性肿瘤鉴别　桥本甲状腺结节为桥本甲状腺炎背景下的均匀高回声结节，结节直径一般不超过 15mm，典型者结节直径在 10mm 以下，这些所谓的"白骑士（white knight）"结节是典型良性结节，C-TIRADS 建议此类

结节可评估为 C-TIRADS 2 类（图 1-3-7）。甲状腺滤泡性肿瘤常为中等回声，伴有细声晕，且结节较大（＞15mm）。

（2）桥本甲状腺结节与结节性甲状腺肿鉴别　桥本甲状腺结节常常表现为桥本甲状腺炎背景下的均匀高回声结节，边缘尚光整，内回声尚均匀，常多发。而结节性甲状腺肿可为单发或多发的实性为主或囊性为主的混合回声结节，边缘尚光整，内回声不均匀（图 1-3-8）。

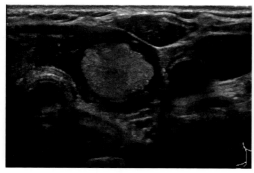 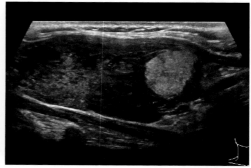

(A) 左叶横切面灰阶图　　　　　　　　　　(B) 左叶纵切面灰阶图

### 图1-3-7　甲状腺左叶桥本甲状腺结节

甲状腺体积增大，包膜完整、欠光滑。甲状腺实质回声明显增粗、减低，分布不均匀，内可见片状低回声区。甲状腺左叶下部可见一高回声结节，边缘尚规整，纵横比＜1，内回声尚均匀，未见明显点状强回声，后方回声无明显变化。CDFI示结节内部可见稍丰富的血流信号。超声提示：甲状腺左叶下部高回声结节，C-TIRADS 3类（不排除桥本甲状腺结节可能）；甲状腺实质弥漫性声像异常，考虑桥本甲状腺炎可能。超声引导下细针穿刺病理诊断：Ⅱ——良性病变（恶性风险0～3%），BRAF基因*V600E*突变检测结果为：阴性

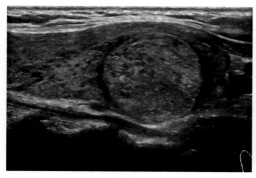 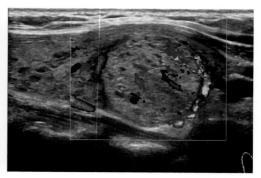

(A) 左叶纵切面灰阶图　　　　　　　　　　(B) 左叶纵切面彩流图

### 图1-3-8　桥本甲状腺结节

患者，女，53岁，发现颈前肿物7年余。（A）示甲状腺左叶体积增大，右叶及峡部体积正常。包膜完整、欠光滑。甲状腺实质回声明显增粗、减低，分布不均匀，内可见片状低回声区。CDFI示甲状腺内血流信号增多，分布欠均匀。甲状腺左叶下部可见一中等回声结节，边缘尚规整，纵横比＜1，内回声不均匀，未见明显点状强回声，后方回声无明显变化，CDFI示结节内部及周边可见少许血流信号。超声提示：甲状腺左叶下部结节，C-TIRADS 3类（考虑结节性甲状腺肿可能）。抗甲状腺过氧化物酶抗体（anti-TPOAb）＞1300U/ml，抗甲状腺球蛋白抗体（anti-TGAb）＞500U/ml。手术后切除病理：桥本甲状腺炎

【特别提示】

桥本甲状腺炎早期有可能缺乏上述典型的超声所见，或者仅仅表现为颈部Ⅵ区淋巴结肿大。若出现短期内迅速增大或局限性低回声区，要警惕合并淋巴瘤的可能。出现进行性纤维化时，甲状腺萎缩。散在结节型桥本甲状腺炎，实质内出现多发低回声或稍高回声结节，大小不等，要注意同结节性甲状腺肿相鉴别（图1-3-9、图1-3-10）。

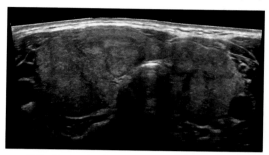

图1-3-9　桥本甲状腺炎（散在结节型）

甲状腺体积增大，以右叶明显。包膜完整，欠光滑。甲状腺实质回声增粗、减低，可见多个片状稍高回声区，未见明显肿块回声，CDFI示其内部可见较丰富的血流信号。同时颈部Ⅵ区多发淋巴结肿大。超声提示：甲状腺肿大并实质弥漫性声像异常，考虑桥本甲状腺炎可能

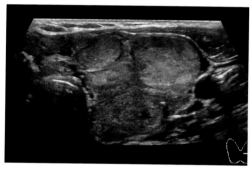
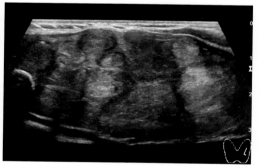

(A) 左叶横切面灰阶图　　　　　　　　　　　　(B) 左叶纵切面灰阶图

图1-3-10　桥本甲状腺炎（弥漫型稍高回声结节型）

患者，女，14岁，发现颈前肿物5年余入院。甲状腺体积增大，形态失常。甲状腺实质内可见弥漫性分布的多个结节回声，呈中等回声及混合回声，范围3～44mm，较大者大小及位置分别为44mm×27mm×25mm（右叶下部，中等回声）、23mm×21mm×5mm（左叶中部，中等回声），边缘欠规整，纵横比<1，内回声不均匀，未见明显点状强回声，后方回声无明显变化，CDFI示上述结节内部可见较丰富的血流信号。喉前及气管前可见淋巴结肿大。超声提示：甲状腺肿大并实质弥漫性分布的多发结节，C-TIRADS 4B类。细针穿刺及粗针穿刺病理诊断：Ⅱ类良性病变（恶性风险0～3%），BRAF基因V600E突变检测结果为：阴性。抗甲状腺过氧化物酶抗体（anti-TPOAb）352.58U/ml，抗甲状腺球蛋白抗体（anti-TGAb）<1.3 IU/ml。

## 1.3.4　亚急性甲状腺炎

【临床特点】

亚急性甲状腺炎又称为肉芽肿性甲状腺炎、巨细胞性甲状腺炎，病因不明，一般

认为与病毒感染有关。患者多为女性，年龄在 20 ～ 50 岁。临床表现：甲状腺肿痛，压痛明显，开始局限于甲状腺某个部位，后累及一侧或向对侧进展，一般持续 2 ～ 3 个月可消失。部分患者也可无症状。本病患者可自行缓解或痊愈。

【断面显示】

亚急性甲状腺炎超声横切面、纵切面和示意图见图 1-3-11。

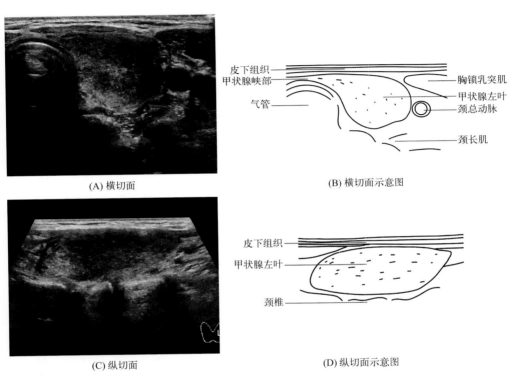

(A) 横切面

(B) 横切面示意图

(C) 纵切面

(D) 纵切面示意图

图1-3-11　亚急性甲状腺炎超声断面显示

【超声诊断】

① 病变侧甲状腺肿大，甲状腺与颈前肌之间的间隙模糊或消失。

② 腺体内散在性或融合性低回声，被称为"水洗征"，为本病的特征性表现。

③ 甲状腺内出现片状低回声区，平行生长，边缘模糊，探头挤压则疼痛。

④ 彩色多普勒显示病灶内血流轻度增多或未见明显血流信号显示。

⑤ 常合并颈部Ⅵ区淋巴结肿大。

典型超声表现见图 1-3-12。

【鉴别诊断】

与甲状腺癌相鉴别：表现为局限性的小片状低回声区的亚急性甲状腺炎较难与甲

状腺癌相鉴别。鉴别要点：甲状腺癌多表现为实性低回声结节，边缘不规整，纵横比多≥1，内可见多发微小钙化。亚急性甲状腺炎一般不伴有微小钙化（图1-3-13）。

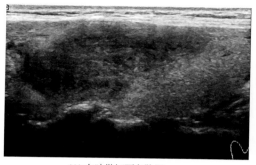
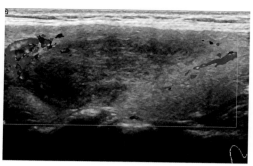

(A) 左叶纵切面灰阶图　　　　　　　　　　　　(B) 左叶纵切面彩流图

**图1-3-12　亚急性甲状腺炎**

（A）示甲状腺左叶中上部可见片状低回声区，平行生长，内回声不均匀，未见明显点状强回声，后方回声无明显变化。（B）示低回声区内部可见星点状血流信号。同时伴有颈部Ⅵ区淋巴结肿大。超声提示：甲状腺左叶局部声像异常，考虑亚急性甲状腺炎可能

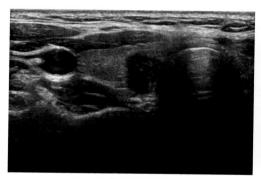
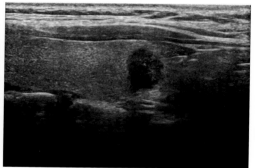

(A) 右叶横切面灰阶图　　　　　　　　　　　　(B) 右叶纵切面灰阶图

**图1-3-13　甲状腺乳头状癌**

甲状腺右叶下部（横切面紧贴气管侧包膜）可见一实性低回声小结节，边缘不规整，纵横比＞1，内回声欠均匀，内可见一微小点状强回声，后方回声无明显变化，CDFI示其内部可见少许血流信号。超声提示：甲状腺右叶下部小结节，C-TIRADS 5类（考虑甲状腺微小癌）。病理：甲状腺乳头状癌

## 【特别提示】

亚急性甲状腺炎的片状低回声区可位于一侧，也可同时出现在双侧，甚至累及整个甲状腺实质。由于滤泡的破坏是一过性的，急性期彩色多普勒超声常常无法探及血流信号。但随着 TSH 的升高，也可表现为丰富的血流信号。但表现为小片状低回声区且无明显症状的患者，常常在体检时被发现并被高估甚至误诊为甲状腺癌（图1-3-14）。

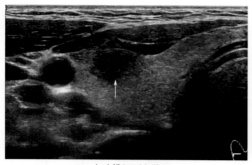
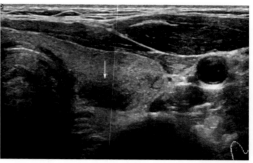

| (A) 右叶横切面灰阶图 | (B) 左叶纵切面灰阶图 |

图1-3-14　亚急性甲状腺炎（双侧叶）

甲状腺双侧叶各可见一低回声结节（——），边缘模糊，纵横比<1，未见明显点状强回声，后方回声无明显变化，CDFI示其内部未见明显血流信号。超声提示：甲状腺双侧叶低回声结节，C-TIRADS 4A类（不排除亚急性甲状腺炎可能）。患者2个月后复查甲状腺双侧叶未见明显异常

## 1.3.5　甲状腺淋巴瘤

### 【临床特点】

甲状腺淋巴瘤可以是原发性的，也可以是继发性的。本病发病率极低，占甲状腺所有恶性肿瘤的 1% ～ 2%，多见于老年人（平均年龄 65 岁），女性患者与男性患者之比为（3 ～ 7）∶1。桥本甲状腺炎为其中一个主要的高危因素，有研究发现桥本甲状腺炎患者发生原发性甲状腺淋巴瘤的危险为健康人群的 70 ～ 80 倍。

甲状腺淋巴瘤大多数为弥漫大 B 细胞淋巴瘤，其次为淋巴组织结外边缘区 B 细胞淋巴瘤，原发性甲状腺 T 细胞淋巴瘤极其少见。

### 【断面显示】

甲状腺淋巴瘤超声横切面、纵切面和示意图见图 1-3-15。

### 【超声诊断】

① 有桥本甲状腺炎病史或有典型的桥本甲状腺炎的超声表现。

② 甲状腺呈明显的弥漫性肿大或不对称肿大。典型的超声表现为：甲状腺实质内出现大片状极低回声区，有散在的条状高回声，呈筛网状。一个显著的超声特征是病灶后方回声增强。血流模式尚不清楚，部分血流仅能在病灶内检测到，或者出现丰富血流，表现为高速、高阻血流频谱。但由于甲状腺滤泡严重破坏，并不出现"火海征"。

③ 甲状腺淋巴瘤可分为片状低回声型 / 结节型、弥漫型和混合型。

a. 片状低回声型 / 结节型：甲状腺不对称肿大或局限性肿大，表现为多种形态的低回声或极低回声，但不呈垂直位生长，无边缘成角、毛刺等特异性较高的恶性征象，周边亦无低回声晕（图 1-3-16）。

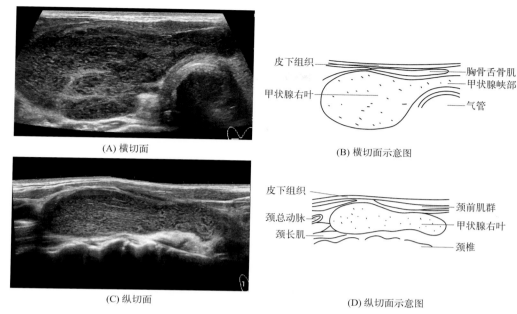

(A) 横切面

(B) 横切面示意图

皮下组织 —— 胸骨舌骨肌
—— 甲状腺峡部
甲状腺右叶 —— —— 气管

(C) 纵切面

(D) 纵切面示意图

皮下组织 —— 颈前肌群
颈总动脉 —— —— 甲状腺右叶
颈长肌 —— —— 颈椎

图1-3-15　甲状腺淋巴瘤超声断面显示

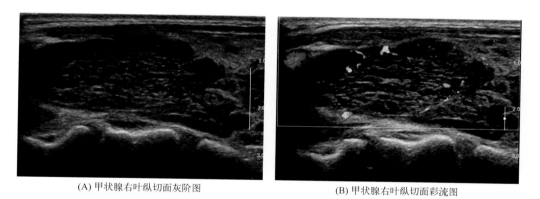

(A) 甲状腺右叶纵切面灰阶图

(B) 甲状腺右叶纵切面彩流图

图1-3-16　甲状腺淋巴瘤（片状低回声型/结节型）

甲状腺体积增大，以右叶明显。包膜完整、欠光滑。甲状腺实质回声增粗、减低，分布不均匀。甲状腺右叶内可见大片状极低回声区，占据甲状腺右叶约4/5，平行生长，内回声欠均匀，未见明显点状强回声，CDFI示其内部可见少许血流信号。超声提示：甲状腺右叶内大片状极低回声区，不排除淋巴瘤可能。甲状腺实质弥漫性声像异常，考虑桥本甲状腺炎可能。手术切除后组织病理：黏膜相关淋巴组织结外边缘区B细胞淋巴瘤

　　b. 弥漫型：表现为弥漫性分布的多发片状不均质低回声，其病理基础是病灶内部淋巴瘤细胞呈结节状或弥漫性浸润，周边甲状腺滤泡组织持续破坏形成纤维网状结构，与严重桥本甲状腺炎患者的典型超声表现相仿（图1-3-17）。

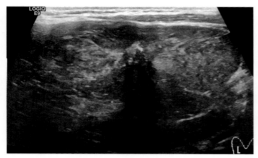
(A) 右叶纵切面灰阶图

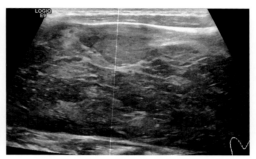
(B) 左叶纵切面灰阶图

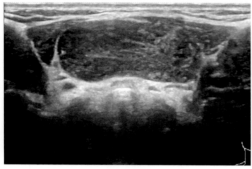
(C) 喉前淋巴结灰阶图

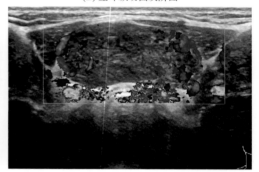
(D) 喉前淋巴结彩流图

图1-3-17　甲状腺淋巴瘤（弥漫型）

患者因颈部进行性肿大前来就诊。超声所见：甲状腺左叶122mm×60mm×35mm，右叶114mm×45mm×39mm，峡部11mm。（A）、（B）示甲状腺双侧叶明显增大，下极延续至胸骨后，包膜完整、欠光滑。甲状腺实质回声明显增粗、分布不均匀，可见弥漫性分布的小片状低回声区或稍高回声区，CDFI示其内部可见较丰富的血流信号。甲状腺右叶中部可见一低回声结节，大小约11mm×9mm×10mm，边缘不规整，纵横比＞1，内回声不均匀，内可见微小点状强回声及粗大强回声斑，后方回声稍衰减，CDFI示结节内部可见少许血流信号。（C）、（D）示喉前可见一异常结构淋巴结回声，大小约30mm×13mm，边界清，形态尚规则，呈欠均质低回声，淋巴结门显示不清，CDFI示内部可见丰富、紊乱的血流信号。超声提示：甲状腺右叶中部低回声结节，C-TIRADS 5类。甲状腺明显肿大并实质弥漫性声像异常，考虑淋巴瘤可能。喉前异常结构淋巴结肿大，考虑淋巴瘤可能。手术后组织病理：甲状腺双侧叶、喉前淋巴结符合黏膜相关淋巴组织结外边缘区B细胞淋巴瘤，伴浆样分化。右叶见局灶胶原化结节形成

c.混合型：包含结节型和弥漫型的超声特点，表现为多发低回声病灶，呈片状分布（图1-3-18）。

【鉴别诊断】

甲状腺未分化癌：甲状腺未分化癌是一种极具侵袭性实体肿瘤，在甲状腺肿瘤中恶性程度最高，病死率高，常见于老年患者，以触及颈部肿块为主诉，伴随颈痛、吞咽困难、呼吸困难、声音嘶哑等局部压迫和侵袭症状。甲状腺未分化癌表现为低回声结节，容易发生坏死和出血，80%的甲状腺未分化癌患者可出现钙化。但甲状腺淋巴瘤极少出现钙化，且很少发生大片状缺血坏死。

【特别提示】

有桥本甲状腺炎的患者如果双侧叶呈明显不对称肿大，或者有甲状腺迅速增大合并压迫症状的临床表现，要高度警惕淋巴瘤的可能。

桥本甲状腺炎（HT）是甲状腺淋巴瘤（PTL）的高危因素，HT发展为PTL需20～30年，对老年HT患者进行定期随访有助于早期发现PTL。

甲状腺淋巴瘤细针穿刺很难确诊，仅细针穿刺有71%的敏感性，明确诊断需要对甲状腺实质进行手术切除后做组织学病理检查或粗针穿刺（敏感性达93%）。

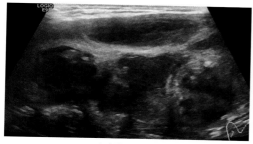
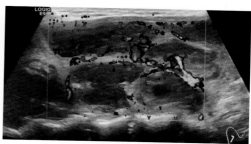

(A) 右叶纵切面灰阶图　　　　　　　　　(B) 右叶纵切面彩流图

图1-3-18　甲状腺淋巴瘤（混合型）

甲状腺消融术后半年，颈部进行性肿大。超声所见：甲状腺右叶82mm×42mm×35mm，左叶86mm×36mm×27mm，峡部11mm。甲状腺体积明显增大，形态失常。包膜欠光滑。甲状腺实质回声明显减低，可见多个大小不等的片状低回声区，CDFI示其内部可见较丰富的血流信号。同时伴颈部Ⅵ区淋巴结肿大。超声提示：甲状腺体积明显增大并实质弥漫性声像异常，考虑淋巴瘤可能。手术切除后组织病理：黏膜相关淋巴组织结外边缘区B细胞淋巴瘤

# 1.4　甲状腺结节性病变

## 1.4.1　结节性甲状腺肿

【临床特点】

结节性甲状腺肿是促甲状腺激素（TSH）的长期刺激使甲状腺组织反复增生，从单纯性甲状腺肿发展到后期在甲状腺实质内形成单个或多个结节，属于良性病变，为甲状腺最常见的病变。临床多表现为甲状腺双侧叶不对称增大，一般为多发结节，大小不等，质地不等，结节太大时可有压迫症状。

【扫查要点与标准扫查手法】

患者需要充分暴露颈部，头向后仰，如果颈部有饰物，需要把饰物摘下。

标准扫查手法：嘱患者尽可能不吞咽，保持浅呼吸。检查时探头保持稳定，勿挤压甲状腺，以探头接触皮肤为宜，避免血流信号丢失。先进行横切面扫查，再进行纵切面扫查。若结节过大或者位于背侧的结节，可换用频率较低的线状高频探头或者腹部探

头进行探查。扫查时清晰显示甲状腺下极，注意不要漏诊位于背侧及胸骨上窝的结节。

【断面显示】

结节性甲状腺肿超声横切面、纵切面和示意图见图1-4-1。

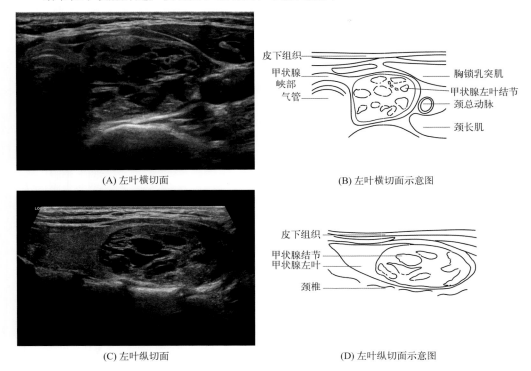

(A) 左叶横切面                       (B) 左叶横切面示意图

(C) 左叶纵切面                       (D) 左叶纵切面示意图

图1-4-1 结节性甲状腺肿超声断面显示

【超声诊断】

① 单侧甲状腺增大或两侧甲状腺呈不对称增大，实质内可见一个或多个结节，分布不均匀。

② 结节可为囊性、囊实性或实性。

③ 结节回声多样，可呈低回声、等回声、高回声及稍高回声、混合回声。

④ 结节边缘光整或尚光整，纵横比＜1。

⑤ 结节内可有钙化，多为粗大钙化。

⑥ 彩色多普勒：结节内可见无血流信号或少许血流信号，甚至是丰富血流信号。

结节性甲状腺肿典型超声表现见图1-4-2。

【鉴别诊断】

（1）甲状腺乳头状癌 结节性甲状腺肿囊液吸收后改变及结节性甲状腺肿合并胶原化、钙化均容易被误诊为甲状腺乳头状癌，需要结合患者的病史、既往检查结果进行鉴别（图1-4-3）。

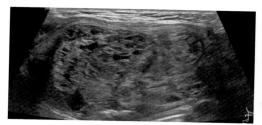

(A) 右叶横切面灰阶图

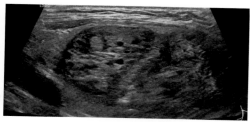

(B) 右叶结节纵切面灰阶图

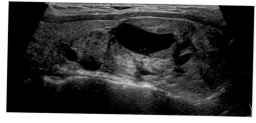

(C) 右叶纵切面灰阶图

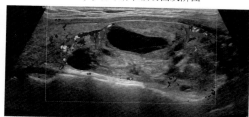

(D) 右叶结节纵切面彩流图

图1-4-2　结节性甲状腺肿

甲状腺右叶中上部至下部可见一实性为主的混合回声结节，边缘尚规整，纵横比＜1，内回声不均匀，未见明显点状强回声，后方回声无明显变化，CDFI示结节内部及周边可见少许血流信号。超声提示：甲状腺右叶中上部至下部结节，C-TIRADS 3类（考虑结节性甲状腺肿可能）。手术切除后组织病理：结节性甲状腺肿

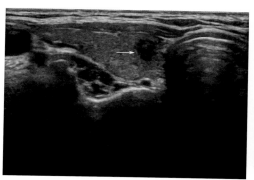

(A) 右叶横切面灰阶图

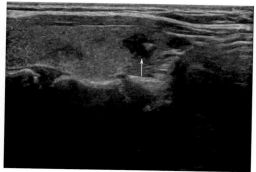

(B) 右叶纵切面灰阶图

图1-4-3　结节性甲状腺肿（右叶）

院外超声提示甲状腺右叶4类结节就诊。超声所见：甲状腺右叶下部可见一极低回声小结节（——），边缘欠光整，纵横比＜1，内可见粗大强回声，后方回声无明显变化，CDFI示结节内部可见少许血流信号。超声提示：甲状腺右叶下部小结节（较2021年体积明显缩小），结合病史考虑木乃伊结节可能。本院2021年9月4日超声结果：右叶下部直径约3cm的囊性为主的囊实混合回声结节

（2）甲状腺滤泡性肿瘤　结节性甲状腺肿可单发，也可多发，结节回声多样，少部分结节周边可伴有晕环，一般见少许血流信号（图1-4-4）；而甲状腺滤泡性肿瘤一般单发，内部回声多为等回声、高回声等，周边可见细晕环，彩色多普勒提示周边常常有环周血流信号，内部血流信号丰富。

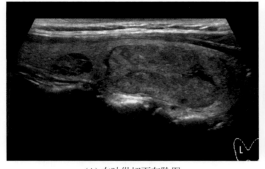
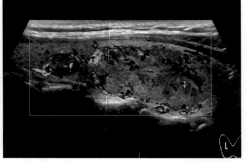

(A) 右叶纵切面灰阶图　　　　　　　　　　　　(B) 右叶纵切面彩流图

图1-4-4　结节性甲状腺肿

甲状腺右叶下部可见一实性为主的混合回声结节，边缘欠规整，周边可见欠规则晕，内回声欠均匀，未见明显点状强回声，后方回声无明显变化，CDFI示周边及内部较丰富的血流信号。超声提示：甲状腺右叶下部结节，C-TIRADS 4A类（考虑滤泡性肿瘤可能）。手术切除后病理：结节性甲状腺肿

【特别提示】

①结节性甲状腺肿的血流信号丰富与否对良恶性鉴别意义不大。

②结节的大小对于甲状腺良恶性肿瘤的鉴别意义不大。

③结节性甲状腺肿可出现与甲状腺乳头状癌、甲状腺髓样癌、甲状腺滤泡癌等并存的情况。若结节性甲状腺肿的病灶内部出现实性极低回声结节，边缘不光整，纵横比＞1，内出现微小钙化，警惕结节性甲状腺肿病灶内部甲状腺乳头状癌的可能（图1-4-5）。

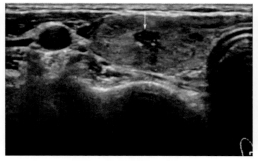
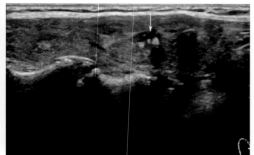

(A) 右叶横切面灰阶图　　　　　　　　　　　　(B) 右叶纵切面灰阶图

图1-4-5　甲状腺微小乳头状癌发生于结节性甲状腺肿病灶内

甲状腺右叶下部可见一实性为主的混合回声结节，边缘尚规整，纵横比＜1，内回声不均匀，结节中央可见一实性极低回声小结节（➡），边缘不规整，内回声不均匀，内可见多个微小点状强回声，CDFI示结节内部可见少许血流信号。超声提示：甲状腺右叶下部混合回声结节内部合并实性小结节，C-TIRADS 4C类（高度可疑结节性甲状腺肿合并甲状腺微小癌）。手术切除后组织病理：微小乳头状癌发生于结节性甲状腺肿内

④ 进行甲状腺扫查时，注意纵切面要清晰显示下极，横切面要留意甲状腺后方，不要漏诊位于背侧及胸骨上窝的结节。重要的诊断要点：若发现甲状腺背侧或胸骨上窝的肿物回声与甲状腺内常见结节回声接近，要考虑结节性甲状腺肿可能，但此处的结节往往血流信号较丰富或丰富（图1-4-6）。

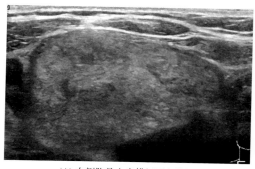 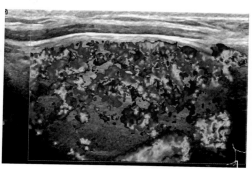

(A) 右侧胸骨上窝横切面灰阶图　　　　　　(B) 右侧胸骨上窝纵切面彩流图

**图1-4-6　位于胸骨上窝的结节性甲状腺肿**

甲状腺良性结节切除术后5年复查。右侧胸骨上窝可见一实性中等回声团块，边缘尚规整，纵横比<1，内回声不均匀，未见明显点状强回声，后方回声无明显变化，CDFI示团块内部及周边可见丰富的血流信号。超声提示：右侧胸骨上窝实性中等回声团块，C-TIRADS 4A类（不排除结节性甲状腺肿可能）。手术切除后组织病理：结节性甲状腺肿

## 1.4.2　甲状腺乳头状癌

### 【临床特点】

甲状腺乳头状癌是最常见的甲状腺恶性肿瘤，占甲状腺癌的90%以上，恶性程度较低，起病缓慢、隐匿，一般无其他自觉症状，预后良好。可发生颈部淋巴结转移，较少发生远处转移。

### 【扫查要点与标准扫查手法】

患者需要充分暴露颈部，头向后仰，如果颈部有饰物，需要把该饰物摘下。

标准扫查手法：嘱患者尽可能不吞咽，保持浅呼吸。检查时探头保持稳定，勿挤压甲状腺，以探头接触皮肤为宜，避免血流信号丢失。先进行横切面扫查，再进行纵切面扫查。

### 【断面显示】

甲状腺乳头状癌超声横切面、纵切面及示意图见图1-4-7。

### 【超声诊断】

实性低回声或极低回声；边缘不光整；纵横比多≥1；内可见微小点状强回声；结节外包膜侵犯；颈部出现淋巴结转移（见图1-4-8～图1-4-10）。

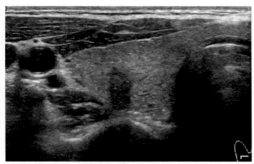

(A) 右叶横切面

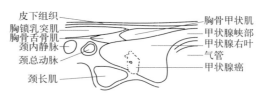

皮下组织　　　　　　　　　　　　　　胸骨甲状肌
胸锁乳突肌　　　　　　　　　　　　　甲状腺峡部
胸骨舌骨肌　　　　　　　　　　　　　甲状腺右叶
颈内静脉　　　　　　　　　　　　　　气管
颈总动脉　　　　　　　　　　　　　　甲状腺癌
颈长肌

(B) 右叶横切面示意图

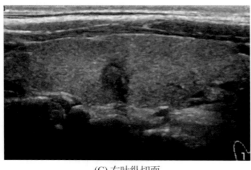

(C) 右叶纵切面

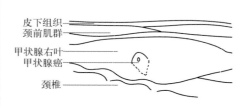

皮下组织
颈前肌群

甲状腺右叶
甲状腺癌

颈椎

(D) 右叶纵切面示意图

图1-4-7　甲状腺乳头状癌超声断面显示

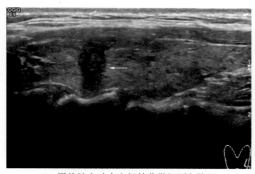

(A) 甲状腺左叶中上部结节纵切面灰阶图

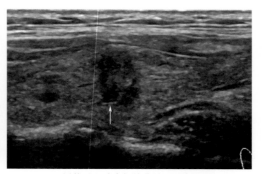

(B) 甲状腺左叶中部结节纵切面灰阶图

图1-4-8　甲状腺乳头状癌（左叶）

甲状腺左叶腹侧内可见实性极低回声小结节，边缘不光整，纵横比＞1，内回声不均匀，内可见数个点状强回声，后方回声稍衰减，腹侧包膜局部不连续（——→）。CDFI示结节内部可见少许血流信号。超声提示：甲状腺左叶实性小结节，C-TIRADS 5类（考虑甲状腺微小癌）。手术切除后组织病理：甲状腺乳头状癌，经典型

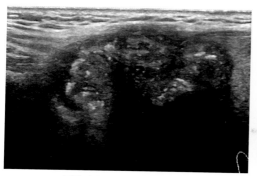
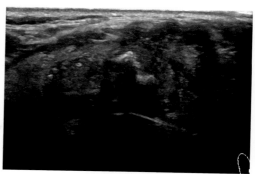

(A) 甲状腺峡部结节横切面灰阶图        (B) 甲状腺峡部结节纵切面灰阶图

图1-4-9 甲状腺乳头状癌（峡部）

甲状腺峡可见一实性低回声结节，边缘不光整，纵横比<1，内回声不均匀，内可见多个微小点状强回声及粗大强回声斑，后方回声稍衰减，包膜局部不连续。CDFI示结节内部可见较丰富的血流信号。超声提示：甲状腺峡部结节，C-TIRADS 5类（考虑甲状腺癌）。手术切除后组织病理：甲状腺乳头状癌，经典型

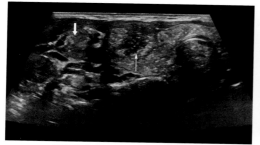
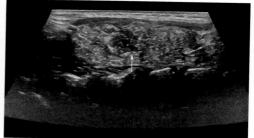

(A) 甲状腺右叶乳头状癌伴颈部Ⅲ区淋巴结
转移横切面灰阶图      (B) 甲状腺右叶乳头状癌纵切面灰阶图

图1-4-10 甲状腺右叶多灶乳头状癌伴颈部Ⅲ区淋巴结转移

甲状腺右叶中部可见一实性低回声结节，边缘不光整，纵横比<1，内回声不均匀，内可见多个微小点状强回声，后方回声稍衰减（——）。CDFI示结节内部可见较丰富的血流信号。结节周围另可见多个微小点状强回声。超声提示：甲状腺右叶中部结节伴周边多发微钙化，C-TIRADS 5类（考虑甲状腺癌）。伴颈部Ⅲ区异常结构淋巴结肿大（➡）。手术切除后组织病理：甲状腺多灶性乳头状癌

【鉴别诊断】

（1）结节性甲状腺肿　参见"结节性甲状腺肿"的鉴别诊断内容（图1-4-11、图1-4-12）。

（2）亚急性甲状腺炎　部分亚急性甲状腺炎患者无明显临床症状，在查体或体检中发现甲状腺单侧叶内低回声小结节或小片状低回声区，容易被误诊为甲状腺乳头状癌。鉴别要点：亚急性甲状腺炎病灶内无微小点状强回声，常常合并颈部Ⅵ区淋巴结肿大，短期内复查病灶体积增大或累及对侧叶，也可能消失（图1-4-13）。

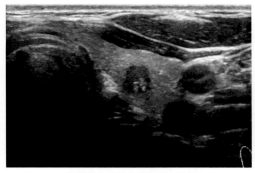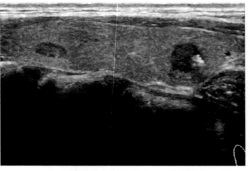

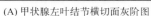

(A) 甲状腺左叶结节横切面灰阶图 　　　　　　　(B) 甲状腺左叶结节纵切面灰阶图

### 图1-4-11　结节性甲状腺肿

甲状腺左叶下部可见一低回声结节，大小约7mm×5mm×5mm，边缘欠光整，纵横比=1，内回声不均匀，内可见多个点状高回声伴彗星尾征，后方回声无明显变化，CDFI示其内部及周边未见明显血流信号。超声提示：甲状腺左叶下部结节，C-TIRADS 4A类（不排除结节性甲状腺肿可能）。手术切除后组织病理：结节性甲状腺肿

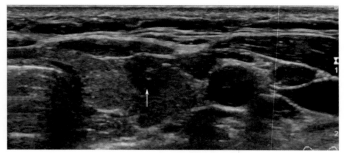

(A) 甲状腺左叶结节横切面灰阶图

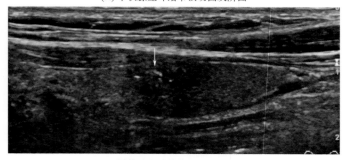

(B) 甲状腺左叶结节纵切面灰阶图

### 图1-4-12　结节性甲状腺肿伴钙化、胶原化

甲状腺左叶中部腹侧紧贴包膜可见一低回声结节（──→），大小约11mm×7mm×6mm，边缘不光整，纵横比＜1，内可见数个微小点状强回声，后方回声稍衰减，CDFI示其内部未见明显血流信号。超声提示：甲状腺左叶中部结节，C-TIRADS 4B类。手术切除后组织病理：结节性甲状腺肿伴钙化、胶原化

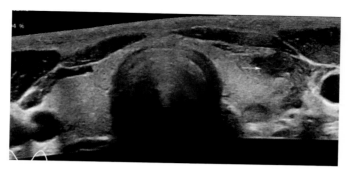

(A) 甲状腺横切面灰阶图

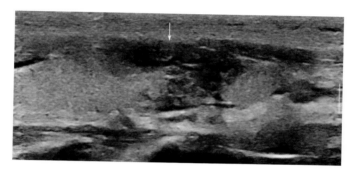

(B) 甲状腺左叶纵切面灰阶图

### 图1-4-13 亚急性甲状腺炎

甲状腺左叶中部腹侧可见片状低回声区（——），边缘模糊，纵横比<1，内未见明显点状强回声，后方回声无明显变化，与腹侧包膜界限不清，CDFI示其内部可见少许血流信号，同侧颈部Ⅵ区淋巴结肿大。超声提示：甲状腺左叶中部腹侧片状低回声区，考虑亚急性甲状腺炎可能。超声引导下细针穿刺：未见恶性肿瘤细胞，3个月后超声复查病灶消失

## 【特别提示】

2017年第4版WHO内分泌器官肿瘤分类将甲状腺乳头状癌病理亚型分为经典型、滤泡型、弥漫硬化型、高细胞型、柱状细胞型、筛状-桑葚样型、实体/梁状型、嗜酸细胞型、透明细胞型、包裹型、鞋钉型、梭形细胞型、Warthin-like型（图1-4-14～图1-4-20）。普通型（预后较好）：经典型、滤泡型、包裹型、嗜酸细胞型、透明细胞型、Warthin-like型；特殊亚型（预后较差，侵袭性更高）：弥漫硬化型、高细胞型、柱状细胞型、实体/梁状型、鞋钉型。其他亚型的甲状腺乳头状癌由于超声表现不典型，超声容易低估其分类，常常误诊为良性病变。

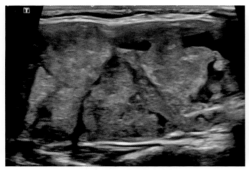
(A) 甲状腺右叶纵切面灰阶图

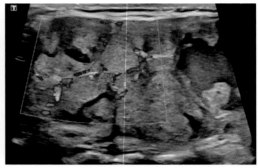
(B) 甲状腺右叶纵切面彩流图

图1-4-14　甲状腺乳头状癌（筛状-桑葚样型）

甲状腺双侧叶内可见多发低回声或等回声结节，边缘尚光整，纵横比<1，内回声不均匀，部分结节内可见液性暗区，内未见明显点状强回声，后方回声无明显变化，CDFI示结节内部可见稍丰富的血流信号。超声提示：甲状腺内双侧叶多发结节，C-TIRADS 4A类。手术切除后组织病理：筛状-桑葚样型甲状腺乳头状癌

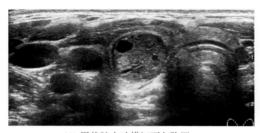
(A) 甲状腺右叶横切面灰阶图

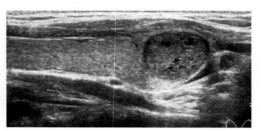
(B) 甲状腺右叶纵切面灰阶图

图1-4-15　甲状腺乳头状癌（包裹型）（一）

甲状腺右叶下部可见一实性为主的混合回声结节，边缘尚光整，纵横比<1，内回声不均匀，内未见明显点状强回声，后方回声无明显变化，CDFI示其内部可见较丰富的血流信号。超声提示：C-TIRADS 4A类，建议细针穿刺。病理：甲状腺乳头状癌（包裹型）

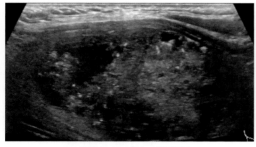
(A) 甲状腺左叶纵切面灰阶图

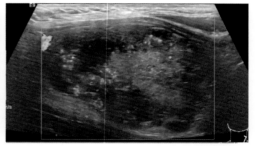
(B) 甲状腺左叶纵切面彩流图

图1-4-16　甲状腺乳头状癌（包裹型）（二）

甲状腺左叶内可见一实性为主的混合回声结节，边缘模糊，纵横比<1，内回声不均匀，实性区域内可见多个微小点状强回声，后方回声无明显变化，CDFI示结节内部未见明显血流信号。超声提示：甲状腺左叶结节，C-TIRADS 4A类。病理：甲状腺乳头状癌（包裹型）

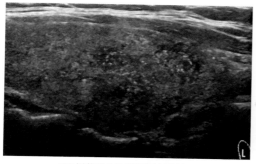
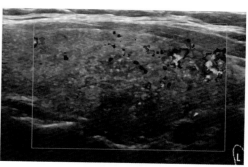

(A) 甲状腺右叶纵切面灰阶图       (B) 甲状腺右叶纵切面彩流图

图1-4-17　甲状腺乳头状癌（经典型）

甲状腺实质回声明显增粗、减低，分布不均匀，右侧叶中下部可见片状低回声区，内可见多个微小点状强回声，纵横比<1，后方回声无明显变化，CDFI示其内部可见稍丰富的血流信号。颈部Ⅵ、Ⅲ、Ⅳ区可见异常结构淋巴结回声。超声提示：甲状腺右侧叶中下部片状低回声区伴多发微钙化，C-TIRADS 5类。病理：甲状腺乳头状癌（经典型）

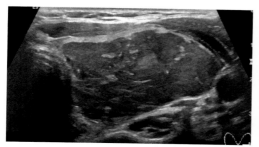
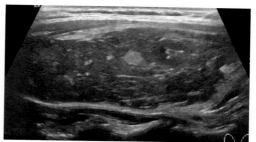

(A) 甲状腺左叶横切面灰阶图       (B) 甲状腺左叶纵切面灰阶图

图1-4-18　甲状腺乳头状癌（透明细胞变异型和小灶经典型）

甲状腺左叶内可见一实性低回声结节几乎占据甲状腺左叶，边缘模糊，内回声欠均匀，纵横比<1，未见明显点状强回声，后方回声无明显变化，CDFI示结节内部可见较丰富的血流信号。同侧颈部Ⅵ区未见明显肿大淋巴结回声。超声提示：甲状腺左叶实性结节，C-TIRADS 4B类。病理：甲状腺乳头状癌（透明细胞变异型和小灶经典型）

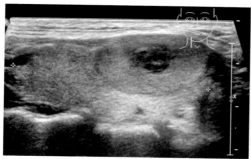
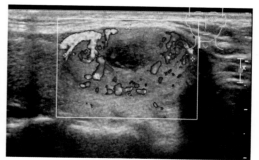

(A) 甲状腺右叶纵切面灰阶图       (B) 甲状腺右叶纵切面彩流图

图1-4-19　甲状腺乳头状癌（滤泡亚型）

甲状腺右叶下部可见一实性为主的混合回声结节，边缘尚光整，周边可见规则细晕环，纵横比<1，内回声不均匀，未见明显点状强回声，后方回声稍增强。CDFI示结节内部可见稍丰富血流信号。病理：甲状腺乳头状癌（滤泡亚型）

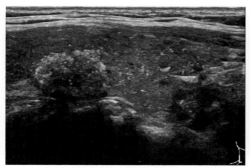

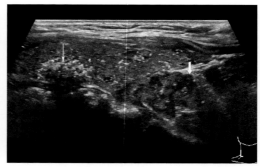

(A) 甲状腺右叶纵切面灰阶图　　　　　(B) 甲状腺右叶及颈部Ⅵ区淋巴结纵切面灰阶图

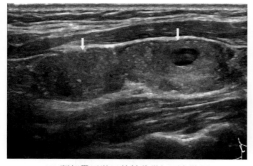

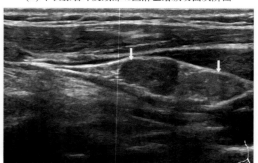

(C) 颈部Ⅲ区淋巴结转移纵切面灰阶图　　　(D) 颈部Ⅳ区淋巴结转移纵切面灰阶图

图1-4-20　甲状腺乳头状癌（弥漫硬化型）

甲状腺右叶实质回声明显增粗、分布不均匀，可见弥漫性分布多发微小点状强回声呈"暴风雪"征，以中上部最为聚集，CDFI示其内可见较丰富的血流信号（➝）。颈部Ⅵ区及右侧颈部Ⅱ、Ⅲ、Ⅳ区淋巴结内可见呈"暴风雪"征的微钙化，部分可见稍高回声区（➤）。超声提示：甲状腺右侧叶弥漫性多发微钙化，C-TIRADS 5类。病理：甲状腺乳头状癌（弥漫硬化型）

## 1.4.3　甲状腺滤泡性肿瘤

### 【临床特点】

甲状腺滤泡性肿瘤包括甲状腺滤泡癌和甲状腺滤泡性腺瘤，其中甲状腺滤泡癌占甲状腺滤泡性肿瘤的 15% ~ 30%，是仅次于甲状腺乳头状癌的甲状腺恶性肿瘤，居甲状腺恶性肿瘤的第二位，死亡率高于甲状腺乳头状癌，11% ~ 15% 可发生转移。不同于甲状腺乳头状癌的淋巴结转移为主，甲状腺滤泡癌淋巴结转移少见，以血源性扩散形式发生远处转移，最常见的远处转移部位是骨和肺。

甲状腺滤泡性腺瘤的组织病理学表现为具有纤维包膜，无侵袭性特征或有包膜侵犯但未突破包膜，不存在包膜和血管浸润。

甲状腺滤泡癌的主要病理依据为包膜和微血管侵犯，癌细胞局部突破包膜，随后纤维组织覆盖，当癌细胞突入正常的甲状腺组织较深时，声像图上表现为厚薄不一的晕环，或晕环消失，甚至出现边缘不规整。根据甲状腺滤泡癌侵袭性的不同，可分为微小浸润型甲状腺滤泡癌（肿瘤仅有包膜侵犯）、包裹性血管浸润型甲状腺滤泡癌及广泛浸润型甲状腺滤泡癌。

【扫查要点与标准扫查手法】

患者需要充分暴露颈部，头向后仰，如果颈部有饰物，需要把该饰物摘下。

标准扫查手法：嘱患者尽可能不吞咽，保持浅呼吸。检查时探头保持稳定，勿挤压甲状腺，以探头接触皮肤为宜，避免血流信号丢失。先进行横切面扫查，再进行纵切面扫查。

【断面显示】

甲状腺滤泡性肿瘤超声横切面、纵切面及示意图见图1-4-21～图1-4-23。

【超声诊断】

① 甲状腺滤泡性肿瘤体积相对较大，形态规则，多呈椭圆形，可以呈高、等、低回声。多以实性结节为主，部分结节可见出现囊性变。

② 结节周边可见低回声或无回声的声晕（可以由甲状腺结节环绕的血管、包膜本身、结节周围受压的甲状腺组织或炎症引起）。

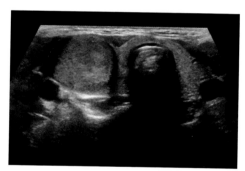

(A) 甲状腺右叶结节横切面

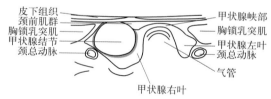

(B) 甲状腺右叶结节横切面示意图

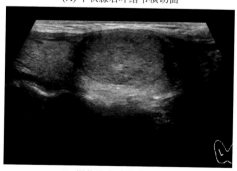

(C) 甲状腺右叶结节纵切面

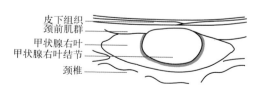

(D) 甲状腺右叶结节纵切面示意图

图1-4-21　甲状腺滤泡性腺瘤超声断面显示

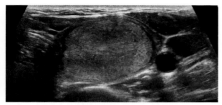
(A) 甲状腺左叶结节横切面

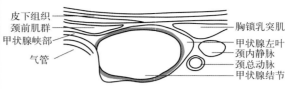
(B) 甲状腺左叶结节横切面示意图

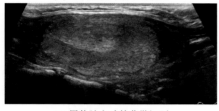
(C) 甲状腺左叶结节纵切面

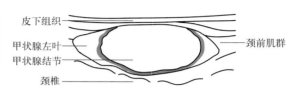
(D) 甲状腺左叶结节纵切面示意图

图1-4-22　微小浸润型甲状腺滤泡癌超声断面显示

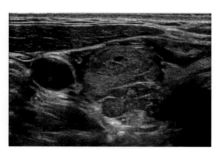
(A) 甲状腺右叶结节横切面

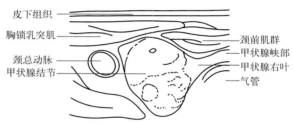
(B) 甲状腺右叶结节横切面示意图

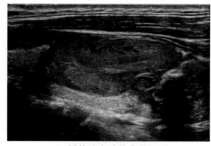
(C) 甲状腺右叶结节纵切面

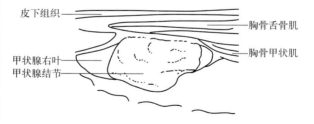
(D) 甲状腺右叶结节纵切面示意图

图1-4-23　广泛浸润型甲状腺滤泡癌超声断面显示

③ 甲状腺滤泡性腺瘤为完整的厚度均匀的薄晕环。

④ 甲状腺滤泡癌无晕环或晕环薄厚不均、不完整，可见中断（滤泡癌存在包膜，局部癌细胞反复突破包膜，周围结缔组织反应性增生或纤维化导致包膜增厚）。

⑤ 可伴有粗钙化或微钙化，微钙化一般散在非簇状分布，无论微钙化还是粗钙化

对滤泡性肿瘤的良恶性鉴别价值不大。

⑥ 甲状腺滤泡性肿瘤一般血流信号丰富，甲状腺滤泡性腺瘤一般周边有完整的血管环，甲状腺滤泡癌一般内部血流丰富，周边血管环不完整、血管外溢。

⑦ 病灶体积较大、无声晕、低回声、有钙化、无囊性变有助于甲状腺滤泡癌的诊断。

典型的甲状腺滤泡性腺瘤超声声像图见图 1-4-24。

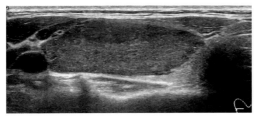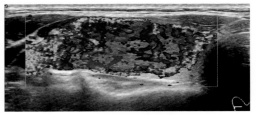

(A) 甲状腺右叶结节横切面灰阶图　　　　　　(B) 甲状腺右叶结节横切面彩流图

**图1-4-24　甲状腺滤泡性腺瘤**

甲状腺右叶内可见一实性极低回声结节，大小约52mm×36mm×19mm，边缘尚规整，纵横比<1，内回声尚均匀，未见明显微小点状强回声，后方回声稍增强，CDFI示其周边及内部可见丰富的血流信号。超声提示：甲状腺右叶结节，C-TIRADS 4A类（考虑滤泡性肿瘤可能）。手术切除后组织病理：甲状腺滤泡性腺瘤

典型的甲状腺滤泡癌超声声像图见图 1-4-25。

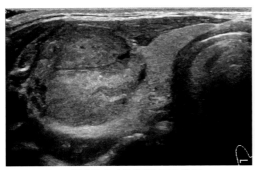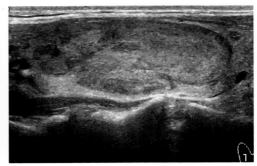

(A) 甲状腺右叶结节横切面灰阶图　　　　　　(B) 甲状腺右叶结节纵切面灰阶图

**图1-4-25　广泛浸润型甲状腺滤泡癌**

甲状腺右叶内可见一实性中等回声结节，边缘不规则，周边可见不规则晕，纵横比<1，内回声不均匀，未见明显微小点状强回声，后方回声无明显变化，腹侧包膜局部不连续，CDFI示结节周边及内部可见较丰富的血流信号。超声提示：甲状腺右叶结节，C-TIRADS 4C类。病理：广泛浸润型甲状腺滤泡癌

## 【鉴别诊断】

（1）甲状腺乳头状癌　甲状腺滤泡性肿瘤与部分较大体积的甲状腺乳头状癌均可见实性低回声结节，内部可出现钙化，但乳头状癌边缘不光整、周边无环状血流信号，

而甲状腺滤泡性腺瘤可见环状血流信号且内部血流信号丰富、边缘较光整。

（2）甲状腺髓样癌　参见第 44 页甲状腺髓样癌与甲状腺滤泡性腺瘤的鉴别诊断。

【特别提示】

甲状腺滤泡癌（特别是微小浸润型滤泡癌）与甲状腺滤泡性腺瘤、腺瘤样增生在病理上的区别微乎其微。滤泡性肿瘤是否诊断为滤泡癌的主要根据是是否出现被膜、血管及邻近甲状腺组织的侵犯。病理上不明确的包膜和 / 或血管浸润的滤泡性肿瘤，诊断为恶性潜能未定的甲状腺滤泡性肿瘤（图 1-4-26）。目前仅从细胞学检查或临床特征方面对甲状腺滤泡性肿瘤的良恶性进行鉴别诊断则较困难。甲状腺滤泡癌的诊断缺乏公认的超声诊断标准，在超声评估中往往会出现误诊或延迟诊断。因此，要加强甲状腺滤泡性肿瘤超声诊断的学习与重视。

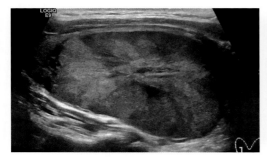
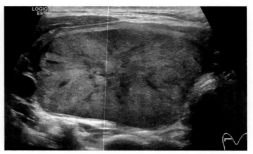

(A) 甲状腺右叶结节横切面灰阶图　　　　　　　(B) 甲状腺右叶结节纵切面灰阶图

图1-4-26　恶性潜能未定的甲状腺高分化肿瘤

甲状腺右叶中上部至下部可见一实性稍低回声结节，边缘欠规整，纵横比＜1，内回声欠均匀，未见明显微小点状强回声，后方回声稍增强，CDFI示结节周边及内部可见较丰富的血流信号。超声提示：甲状腺右叶结节，C-TIRADS 4B类（考虑滤泡性肿瘤可能）。病理：恶性潜能未定的甲状腺高分化肿瘤

## 1.4.4　甲状腺髓样癌

【临床特点】

甲状腺髓样癌（medullary thyroid carcinoma，MTC）临床上少见，淋巴结转移较早，恶性程度高，预后差，超声能够早发现、早诊断本病，提高患者生存率。甲状腺髓样癌术后也可能复发，超声可以随访监测，早期发现复发的病灶。

甲状腺髓样癌起源于甲状腺滤泡旁细胞（C 细胞），而 C 细胞主要位于甲状腺的中上极腺体，因此甲状腺髓样癌多发生于甲状腺中上部。由于甲状腺滤泡旁细胞可分泌降钙素，因此血清中降钙素和癌胚抗原（CEA）两个实验室指标在 MTC 患者中可升高，因此是 MTC 重要的肿瘤标志物。

【扫查要点与标准扫查手法】

患者需要充分暴露颈部，头向后仰，如果颈部有饰物，需要把该饰物摘下。

标准扫查手法：嘱患者尽可能不吞咽，保持浅呼吸。检查时探头保持稳定，勿挤压甲状腺，以探头接触皮肤为宜，避免血流信号丢失。先进行横切面扫查，再进行纵切面扫查。

【断面显示】

甲状腺髓样癌超声横切面、纵切面和示意图见图1-4-27。

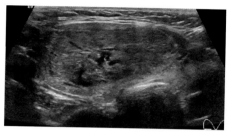
(A) 甲状腺右叶横切面

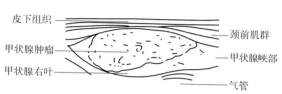
(B) 甲状腺右叶横切面示意图

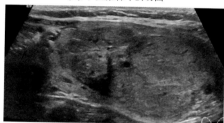
(C) 甲状腺右叶纵切面

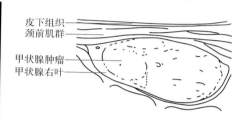
(D) 甲状腺右叶纵切面示意图

图1-4-27　甲状腺右叶髓样癌超声断面显示

【超声诊断】

大部分髓样癌的超声征象不典型，容易误诊。甲状腺髓样癌的主要超声表现如下。

① 甲状腺髓样癌细胞大而重叠，分化程度低，肿瘤的透声性好，声像图上不会形成强烈反射界面，故多呈现低回声，甚至是极低回声。

② 甲状腺髓样癌的边缘可光滑或不光滑，边界不如甲状腺滤泡性腺瘤光滑，但是比甲状腺乳头状癌要光滑。

③ 甲状腺髓样癌形态多规则，呈圆形或椭圆形，少数不规则。

④ 甲状腺髓样癌周边可出现声晕，声晕多呈低回声，不完整或厚薄不均，且声晕的血流不连续。

⑤ 甲状腺髓样癌较大病灶内部血流丰富、走行紊乱，较小病灶则血流信号稀少。

⑥ 50% 甲状腺髓样癌病变内可见钙化，以微钙化为主。

典型的甲状腺髓样癌超声声像图见图1-4-28 ～图1-4-31。

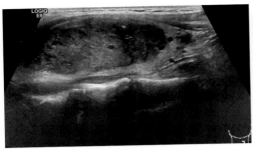
(A) 甲状腺左叶结节纵切面灰阶图

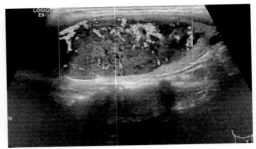
(B) 甲状腺左叶结节纵切面彩流图

图1-4-28　甲状腺左叶髓样癌（一）

甲状腺左叶上部至中下部可见一实性低回声结节，边缘模糊，纵横比＜1，内回声不均匀，内可见粗大强回声斑，未见明显微小点状强回声，后方回声无明显变化。CDFI示其内部可见丰富、走行紊乱的血流信号。
超声诊断：甲状腺左叶结节，C-TIRADS 4B类（中度可疑甲状腺癌）。病理：甲状腺髓样癌

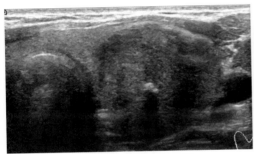
(A) 甲状腺左叶横切面灰阶图

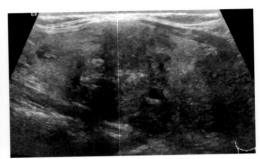
(B) 甲状腺左叶纵切面灰阶图

图1-4-29　甲状腺左叶髓样癌（二）

甲状腺左叶中下部可见一实性极低回声结节，边缘不光整，纵横比＜1，内可见粗大强回声斑，后方回声衰减，包膜局部不连续，CDFI示结节内部可见稍丰富的血流信号。同侧颈部Ⅵ区以及颈侧区Ⅱ、Ⅲ、Ⅳ区异常结构淋巴结肿大。手术切除后组织病理：甲状腺髓样癌

## 【鉴别诊断】

甲状腺髓样癌超声表现类型多样，术前诊断比较困难。

（1）甲状腺乳头状癌　≤10mm的甲状腺髓样癌与甲状腺乳头状癌的声像图特征接近，但甲状腺髓样癌多表现为边缘尚光整或边缘模糊，纵横比＜1，一般无微钙化；而甲状腺乳头状癌表现为边缘不光整，纵横比多＞1，可见微钙化。＞10mm的甲状腺髓样癌则表现为低回声结节，边缘可光整或不光整，血流信号多丰富且走行紊乱，容易出现颈部淋巴结转移，多位于甲状腺中上部，且降钙素和CEA升高，这些有助于与甲状腺乳头状癌进行鉴别。

（2）甲状腺滤泡性腺瘤　甲状腺髓样癌和甲状腺滤泡性腺瘤的结节均多边缘光整，但前者的结节边缘一般不如滤泡性腺瘤光整。甲状腺髓样癌周边声晕多呈低回声、不

完整或厚薄不均，甲状腺滤泡性腺瘤周边声晕呈无回声、相对完整；甲状腺髓样癌周边的环绕血流不连续，而甲状腺滤泡性腺瘤能环绕肿瘤周边 1/2 甚至更多；甲状腺髓样癌内部回声多呈低回声甚至极低回声，而甲状腺滤泡性腺瘤多呈稍低回声或等回声（图1-4-30）。

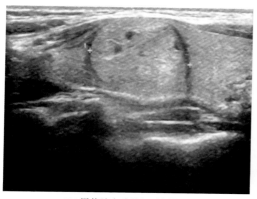

(A) 甲状腺右叶纵切面灰阶图　　　　　　　(B) 甲状腺左叶纵切面灰阶图

图1-4-30　甲状腺双侧叶髓样癌

甲状腺双侧叶各可见一实性为主的混合回声结节，边缘欠光整，周边可见欠规则细晕环，内回声不均匀，未见明显微小点状强回声，后方回声稍增强，CDFI示结节周边可见半环状血流信号，内部可见稍丰富的血流信号。超声提示：甲状腺双侧叶结节，C-TIRADS 4A类（考虑滤泡性肿瘤可能）。手术切除后组织病理：包膜内髓样癌

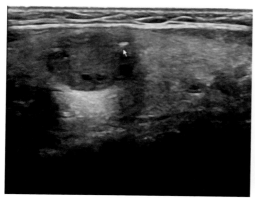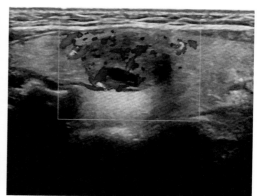

(A) 甲状腺右叶纵切面灰阶图　　　　　　　(B) 甲状腺右叶纵切面彩流图

图1-4-31　甲状腺右叶髓样癌

甲状腺右叶中上部可见一实性为主的混合回声结节，边缘模糊，纵横比<1，内回声不均匀，内可见粗大强回声斑，后方回声呈混合性改变，CDFI示结节内部及周边可见稍丰富的血流信号。超声提示：甲状腺右叶结节，C-TIRADS 4A类（不排除结节性甲状腺肿可能）。手术切除后组织病理：甲状腺髓样癌

（3）结节性甲状腺肿　甲状腺髓样癌多为低回声或极低回声结节，而结节性甲状腺肿多为囊实混合回声结节；甲状腺髓样癌边缘模糊或不光整，而结节性甲状腺肿一般边缘尚光整或光整；甲状腺髓样癌血流信号多丰富且走行紊乱，结节性甲状腺肿血流信号较稀少。

【特别提示】

根据疾病的遗传性，将甲状腺髓样癌分为散发性和遗传性两大类。①散发性甲状腺髓样癌：占 75%～80%，患者多为中老年，女性稍多；②遗传性甲状腺髓样癌：占 20%～25%，发病年龄较散发性甲状腺髓样癌提前 10～20 年，男女发病率无差异，一个家族中有多人患病。遗传性甲状腺髓样癌分为以下 3 种类型。①多发性内分泌腺瘤病2A（MEN 2A）：占 80%，会同时发生甲状腺髓样癌、嗜铬细胞瘤和甲状旁腺增生。②多发性内分泌腺瘤病 2B（MEN 2B）：以黏膜多发性神经瘤伴甲状腺髓样癌和（或）肾上腺嗜铬细胞瘤为特点，是遗传性甲状腺髓样癌中恶性程度最高的类型。③家族性甲状腺髓样癌（FMTC）：此型被认为是 MEN 2A 的一种变异类型，甲状腺髓样癌是其唯一的特征。因此对于甲状腺髓样癌患者，还应该检查患者是否合并其他内分泌肿瘤（图1-4-32）。

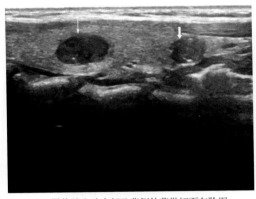
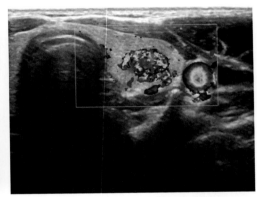

(A) 甲状腺左叶中部及背侧结节纵切面灰阶图　　　(B) 甲状腺左叶中部结节横切面彩流图

图1-4-32　甲状腺左叶中部髓样癌及左下甲状旁腺腺瘤（→：癌灶；腺瘤：➡）

甲状腺双侧叶实质内均可见实性结节回声，大小及位置分别为12mm×11mm×6mm（左叶中上部，极低回声，内可见点状强回声，内可见丰富、紊乱的血流信号）、8mm×7mm×6mm（左叶下部背侧，低回声，内可见粗大强回声斑，内可见少许血流信号）、5mm×5mm×4mm（右叶中上部，低回声，内可见点状强回声，内可见丰富的血流信号），边缘模糊，纵横比<1，内回声不均匀，后方回声无明显变化。超声诊断：甲状腺双侧叶内实性结节（左2，右1），TI-RADS 5类（考虑甲状腺髓样癌可能）。实验室检查：癌胚抗原（CEA）8.84ng/ml，降钙素原527.4pg/ml。（左侧甲状腺肿物）甲状腺髓样癌。（左侧甲状腺下极甲状腺包膜外肿物）石蜡切片提示见灶性甲状旁腺肿瘤，考虑甲状旁腺腺瘤。患者右肾肿物手术切除病理为嗜铬细胞瘤

## 1.4.5　甲状腺嗜酸性细胞肿瘤

【临床特点】

嗜酸性细胞，又称 Hurthle 细胞，来源于甲状腺滤泡上皮细胞，具有合成甲状腺激

素和球蛋白的功能。Hurthle 细胞在非肿瘤性和肿瘤性甲状腺病变的病理实体中可见到，包括从单纯性增生性病变到恶性肿瘤：非肿瘤性病变，如桥本甲状腺炎、结节性甲状腺肿等；肿瘤性病变，包括嗜酸性细胞肿瘤（腺瘤和癌）、甲状腺滤泡癌和髓样癌的嗜酸细胞型等。甲状腺嗜酸细胞性肿瘤是指主要（＞75%）由具有嗜酸性细胞特征的滤泡细胞构成的甲状腺肿瘤，包括嗜酸性细胞腺瘤和嗜酸性细胞癌。

WHO 分类将甲状腺嗜酸性细胞腺瘤归为甲状腺滤泡性腺瘤的一个亚型，将甲状腺嗜酸性细胞癌归为分化型甲状腺癌的一个分型。也有观点认为，嗜酸性细胞癌与滤泡癌是不同致癌基因的表达，故将嗜酸性细胞癌看作一类特殊的临床病理实体。

【扫查要点与标准扫查手法】

患者需要充分暴露颈部，头向后仰，如果颈部有饰物，需要把该饰物摘下。

标准扫查手法：嘱患者尽可能不吞咽，保持浅呼吸。检查时探头保持稳定，勿挤压甲状腺，以探头接触皮肤为宜，避免血流信号丢失。先进行横切面扫查，再进行纵切面扫查。

【断面显示】

甲状腺嗜酸性细胞腺瘤超声纵切面和纵切面血流示意图见图 1-4-33。

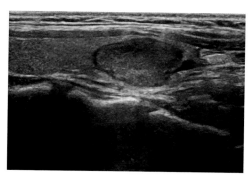

(A) 甲状腺左叶结节纵切面

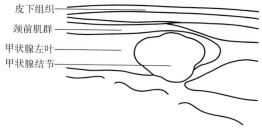

(B) 甲状腺左叶结节纵切面示意图

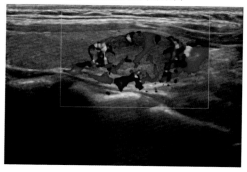

(C) 甲状腺左叶结节纵切面血流图

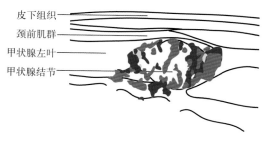

(D) 甲状腺左叶结节纵切面血流示意图

图1-4-33　甲状腺嗜酸性细胞腺瘤超声断面显示

【超声诊断】

甲状腺嗜酸性细胞肿瘤的超声表现多样，超声很难对其良恶性进行鉴别。目前对甲状腺嗜酸性细胞肿瘤的确诊有赖于术后连续性石蜡切片的病理学检查，甲状腺嗜酸性细胞腺瘤和甲状腺嗜酸性细胞癌的鉴别标准：有无包膜浸润和（或）血管侵犯。包膜浸润是指癌细胞突破肿瘤的包膜；血管侵犯包括肿瘤内外血管的癌细胞浸润。

根据文献报道，总结两者的主要超声表现如下。

（1）甲状腺嗜酸性细胞腺瘤　主要为单发结节，实性，低回声为主，晕环征不多见，大部分形态规则，边界清，肿瘤膨胀感不强，多数内部及周边有丰富的彩色血流信号。

（2）甲状腺嗜酸性细胞癌　比较少见。多表现为实性，低回声为主，大部分形态规则，边界清，出现晕环征、钙化、囊性变的比例高于甲状腺嗜酸性细胞腺瘤。

甲状腺嗜酸性细胞癌超声声像图见图1-4-34。

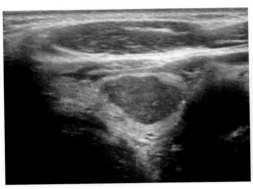 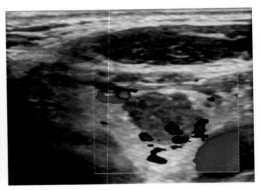

(A) 甲状腺左叶结节横切面灰阶图　　　　(B) 甲状腺左叶结节横切面彩流图

图1-4-34　甲状腺嗜酸性细胞癌（一）

甲状腺左叶下部可见一实性低回声结节，大小约18mm×18mm×12mm，边缘欠光整，纵横比<1，内回声尚均匀，未见明显点状强回声，后方回声无明显变化，CDFI示结节内部可见少许血流信号。超声提示：甲状腺左叶下部结节，C-TIRADS 4B类。病理：甲状腺嗜酸性细胞癌

【鉴别诊断】

（1）甲状腺滤泡性腺瘤　甲状腺嗜酸性细胞腺瘤是甲状腺滤泡性腺瘤的一个亚型，两者在超声图像上表现相似，难以鉴别诊断。根据文献报道，嗜酸性细胞腺瘤多表现为以实性低回声为主，晕环征不多见；而滤泡性腺瘤多表现为实性中等回声或稍高回声，常伴有晕环。

（2）甲状腺髓样癌　甲状腺髓样癌和甲状腺嗜酸性细胞癌均可见实性低回声团块，边缘光整或欠光整，可见厚薄不均的声晕及不完整环状血流信号，但甲状腺髓样癌多发生于甲状腺中上部，可伴有降钙素及CEA升高。

【特别提示】

甲状腺嗜酸性细胞癌好发于老年人，其在超声上缺乏特异性，通常表现为短期内

快速增大的低回声包块。因此，对于老年患者，若出现甲状腺结节迅速增大，建议超声引导下行细针穿刺或手术活检（图1-4-35）。

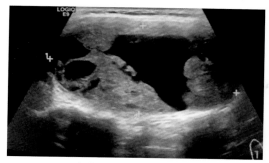
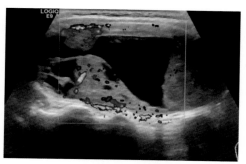

(A) 甲状腺右叶结节纵切面灰阶图　　　　　　(B) 甲状腺右叶结节纵切面彩流图

**图1-4-35　甲状腺嗜酸性细胞癌（二）**

甲状腺右叶内可见一囊实混合回声结节，大小约76mm×62mm×39mm，边缘不光整，纵横比<1，内回声不均匀，未见明显微小点状回声，后方回声稍增强，3年前检查结节大小57mm×43mm×32mm，CDFI示结节内部实性区域内可见较丰富的血流信号。超声提示：甲状腺右叶结节，C-TIRADS 4A类，建议活检。病理：嗜酸性细胞肿瘤，瘤细胞呈实性或小梁状生长，局部侵犯血管，考虑为嗜酸性细胞癌

## 1.4.6　甲状腺未分化癌

### 【临床特点】

甲状腺未分化癌（anaplastic thyroid carcinoma，ATC）又称间变性甲状腺癌，是一种罕见的甲状腺恶性肿瘤，组织学上又细分为小细胞型、梭形细胞型、巨细胞型和混合细胞型。通常发生于60岁以后，占所有甲状腺癌的1%～2%，但占所有甲状腺癌死亡人数的50%。甲状腺未分化癌是一种高度恶性、非包膜性且广泛扩散、临床预后极差的恶性肿瘤，对皮肤、肌肉、神经、血管、喉和食管等邻近结构的浸润很常见，可伴有声嘶、吞咽困难、呼吸困难。

### 【扫查要点与标准扫查手法】

患者需要充分暴露颈部，头向后仰，如果颈部有饰物，需要把该饰物摘下。

标准扫查手法：嘱患者尽可能不吞咽，保持浅呼吸。检查时探头保持稳定，勿挤压甲状腺，以探头接触皮肤为宜，避免血流信号丢失。先进行横切面扫查，再进行纵切面扫查。

### 【断面显示】

甲状腺未分化癌（梭形细胞型）超声横切面、纵切面和示意图见图1-4-36。

### 【超声诊断】

① 结节体积大，常常累及整个甲状腺。

② 一般呈低回声或极低回声，常低于周边肌肉回声。

③ 常伴有粗大钙化。

④ 局部包膜不连续。

⑤ 一般血流丰富，以周边不规则血流为主。

⑥ 侵袭性强，常侵犯周围组织，颈部淋巴结转移及远处转移常见。

典型的甲状腺未分化癌超声表现见图1-4-37。

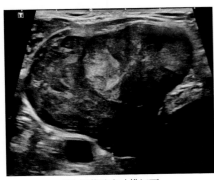

(A) 甲状腺右叶横切面

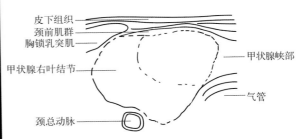

(B) 甲状腺右叶横切面示意图

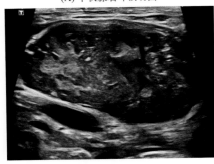

(C) 甲状腺右叶纵切面

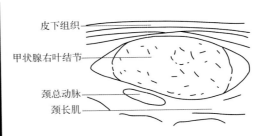

(D) 甲状腺右叶纵切面示意图

图1-4-36　甲状腺未分化癌（梭形细胞型）超声断面显示

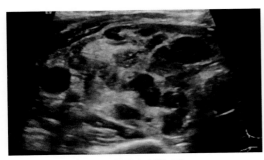

(A) 甲状腺右叶横切面

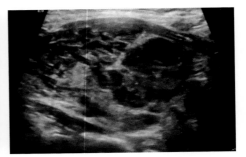

(B) 甲状腺右叶纵切面

图1-4-37　甲状腺未分化癌

甲状腺右叶中上部至下部可见一实性低回声肿块，大小约50mm×40mm×35mm，边缘不规整，纵横比<1，内回声不均匀，内可见粗大强回声斑，未见明显点状强回声，后方回声无明显变化，局部包膜不连续，CDFI示其内部可见较丰富的血流信号。超声提示：甲状腺右叶结节，C-TIRADS 5类。病理：甲状腺未分化癌。伴同侧颈部Ⅱ、Ⅲ、Ⅳ、Ⅵ区淋巴结转移，颈内静脉癌栓

**【鉴别诊断】**

甲状腺淋巴瘤：两者均好发于老年人，肿块增长迅速，其回声低于周边肌肉组织，边界不清、形态不规则，且会产生压迫症状，仅凭临床表现鉴别两者非常困难。鉴别要点：甲状腺病灶具有弥漫性病变直径较大、内部回声极低、后方回声增强、伴有慢性甲状腺炎背景等超声特征的则提示甲状腺淋巴瘤（图1-4-38）；甲状腺病灶具有直径较大、钙化、形态不规则、边缘模糊等超声特征的则提示甲状腺未分化癌。

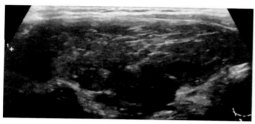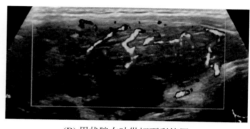

(A) 甲状腺右叶纵切面灰阶图　　　　　　　　　(B) 甲状腺右叶纵切面彩流图

**图1-4-38　甲状腺淋巴瘤**

甲状腺右叶体积增大，左叶及峡部体积正常。包膜完整、欠光滑。甲状腺实质回声明显增粗、减低，分布不均匀。甲状腺右叶内可见一片状极低回声区，平行生长，内未见明显点状强回声。CDFI示其内部可见较丰富的血流信号。同时伴有颈部Ⅵ区淋巴结肿大。超声提示：甲状腺右叶内片状极低回声区，不排除甲状腺淋巴瘤可能。病理：黏膜相关淋巴组织结外边缘区B细胞淋巴瘤

**【特别提示】**

年龄较大（≥70岁）的老年人，尤其是女性，出现迅速增大的无痛性颈部肿物，质硬且固定，尤其是伴有不同程度的吞咽困难、呼吸困难、声音嘶哑等症状；超声显示肿块巨大、形态不规则，侵犯周围组织，发现颈部淋巴结转移及远处转移时，此时要高度怀疑甲状腺未分化癌。高度怀疑甲状腺未分化癌时，可行超声引导下肿物穿刺活检，进一步明确诊断。甲状腺未分化癌是由分化型甲状腺癌间变而来，钙化多存在于外周的分化型癌组织中，行细针穿刺时应尽量避开钙化区，取实性低回声部分，避免漏诊。

# 1.5　甲状腺罕见恶性肿瘤

## 甲状腺内胸腺癌

**【临床特点】**

甲状腺内胸腺癌（intrathyroid thymic carcinoma）原名胸腺样分化甲状腺癌，是发

生于头颈部的一种罕见肿瘤，占甲状腺肿瘤的 0.08% ～ 0.15%，好发于成年人。该病属于恶性程度较低的肿瘤，病程一般较长，病变呈浸润性生长，常见周围组织侵犯和区域淋巴结转移，早期症状不明显，就诊时肿瘤多已较大或出现声音嘶哑、吞咽困难等症状。本病的影像学表现与原发的甲状腺恶性肿瘤表现类似。超声检查可作为甲状腺肿物的初筛并初步判断良恶性的检查手段，细针穿刺和冰冻诊断的难度较大，特别是合并其他甲状腺肿瘤时易误诊，确诊则需病理和免疫组化检测。

【扫查要点】

对于甲状腺内的大结节，要注意结节与周围组织的关系，切换探头多切面扫查。

【断面显示】

甲状腺内胸腺癌超声横切面、纵切面和示意图见图 1-5-1。

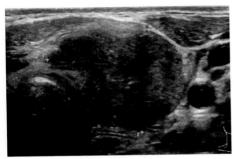

(A) 甲状腺左叶横切面

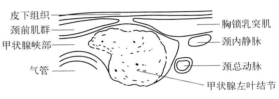

(B) 甲状腺左叶横切面示意图

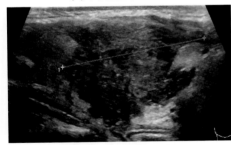

(C) 甲状腺左叶纵切面

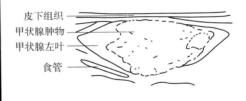

(D) 甲状腺左叶纵切面示意图

图1-5-1　甲状腺内胸腺癌超声断面显示

【超声诊断】

实性低回声肿块，肿块一般较大，边缘模糊或不规整，纵横比 < 1，未见钙化灶，后方回声无明显变化或呈混合性改变，局部侵犯包膜致使包膜不连续，CDFI 示肿物内部可见较丰富的血流信号（图 1-5-2）。一般不出现淋巴结转移。

【特别提示】

对于甲状腺内的巨大结节，报告中要具体描述结节与周围组织的关系，特别是延续到胸骨上窝、上纵隔的特殊情况。甲状腺内可疑恶性的巨大占位病变，若未伴有颈部淋巴结转移，需要考虑甲状腺来源的罕见恶性肿瘤或者其他肿瘤转移至甲状腺的可能。

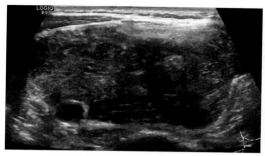 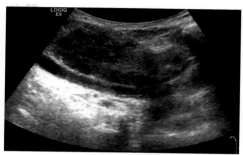

(A) 甲状腺右叶横切面灰阶图　　　　　(B) 甲状腺右叶纵切面灰阶图

**图1-5-2　甲状腺内胸腺癌**

甲状腺右叶中下部延续至胸骨上窝可见一巨大实性低回声肿块，大小约65mm×36mm×30mm，边缘不规整，纵横比<1，内未见明显点状强回声，后方回声无明显变化，甲状腺包膜局部不连续，紧贴无名动脉分叉处。CDFI示结节内部可见稍丰富的血流信号。超声提示：甲状腺右叶中下部至胸骨上窝巨大实性占位，考虑恶性肿瘤可能。颈部淋巴结未见淋巴结转移。病理：分化差的癌，结合免疫组化符合甲状腺内胸腺癌（显示胸腺样成分的癌）；肿瘤浸润情况：癌组织区域突破被膜；神经侵犯：有

# 1.6　异位甲状腺

## 1.6.1　概述

异位甲状腺是较常见的甲状腺发育不全类型之一，临床上存在误诊误治的情况。若胚胎发育过程中始基出现下降障碍或弥散现象，使得甲状腺不能下降到气管前方的正常解剖位置，则形成异位甲状腺，可位于甲状腺舌管胚胎迁移路径的任何位置。从发育程度上看，可分为迷走甲状腺和副甲状腺；从形态学上看，可分为真性异位、假性异位和完全异位；从异位部位上看，可分为下降不良、颈中部异位、颈外侧异位和远处异位。超声学检查是诊断异位甲状腺的首选方法，甲状腺功能检查是诊断异位甲状腺功能状态的必要检查，核医学检查是定位、定性诊断异位甲状腺的最佳检查方法，对肿物进行病理学检查是诊断异位甲状腺的金标准。对于无临床症状、甲状腺功能正常的异位甲状腺可以不进行特别的临床干预。若合并甲状腺功能减退，可使用外源性甲状腺激素以改善甲状腺功能。若异位甲状腺发生的位置影响机体的正常功能或合并良恶性肿瘤时，则建议行手术治疗。

准确记录异位甲状腺的大小、形态、包膜、实质回声、实质内血流情况，以及有

无结节，有结节的则记录其大小、边缘、纵横比、内部回声、有无钙化，以及结节周边有无声晕、内血供特点等。同时要描述结节与甲状腺包膜的关系，以便更加详尽地给予临床医生提示。对于胸壁及腹部的可疑包块，同样需注意以上检查要点，可采用高频超声和低频超声相结合的方式，以提高确诊率。而对于胸骨后及纵隔等部位的可疑甲状腺组织因受胸骨遮挡而存在回声减弱的情况，建议结合胸部 CT 等综合评价。

异位甲状腺多无特异性临床表现，或因异位甲状腺发生位置和大小不同而出现非特异性临床症状，如无力、疼痛、呼吸困难、腹泻、出血和其他并发症；当异位甲状腺位于颈部或周围时也可以出现声音嘶哑、吞咽困难或异物感（图 1-6-1）。

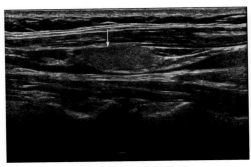 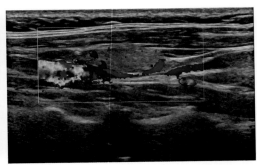

(A) 右颈前纵切面灰阶图　　　　　　　(B) 右颈前纵切面彩流图

图1-6-1　右颈部Ⅲ区异位甲状腺

右颈前颈内静脉中段前方（相当于右颈部Ⅲ区）位置见一类似甲状腺实质回声的中等回声团，形态规则，边缘光整，内回声欠均匀，未见明显点状强回声，未见淋巴结门结构显示，CDFI 示其内部可见少许血流信号（——→）。超声提示：右颈前颈内静脉中段前方（相当于右颈部Ⅲ区）中等回声团，不排除异位甲状腺可能。手术后病理：右颈部Ⅲ区淋巴结未见恶性肿瘤细胞，考虑异位甲状腺

## 1.6.2　异位甲状腺病变的超声诊断思路

若于颈部正常解剖位置未能发现甲状腺组织，应考虑到异位甲状腺的可能性，尤其对于手术前患者更应结合多种检查手段以明确甲状腺所在部位，以防止误切异位甲状腺而出现的终生甲状腺功能减退。在行颈部肿块超声检查过程中，若发现肿物的血供来源于甲状腺上、下动脉，则更应该高度怀疑异位甲状腺。

### 1.6.3　异位甲状腺病例

#### 1.6.3.1　异位甲状腺结节性甲状腺肿

【临床特点】

异位甲状腺结节性甲状腺肿是发生在异位甲状腺的良性结节，多见于青春发育期、妊娠期或者绝经期的女性，可能与这些时期机体对甲状腺素的需求增高有关。患者一般无明显症状，以体检发现颈部肿物多见，病变增大时可引起阻塞、压迫等症状。

## 【扫查要点】

超声学检查是诊断颈部异位甲状腺的首选方法。超声科医生需对可疑区域进行重点扫查，包括横切面、纵切面及斜切面。位于颈部的可疑异位甲状腺需注意扫查肿块的活动程度、形态和肿块内部有无液体回声，加压扫查和对比扫查可提高超声诊断的准确率。同时注意扫查甲状腺正常解剖区域。

## 【超声诊断】

甲状腺外颈部发现类似结节性甲状腺肿表现的混合回声或不均质回声结节，呈圆形或椭圆形，边缘尚规整，纵横比＜1，内回声不均匀，CDFI 示其周边及内部见少许血流信号，结节边缘可见类似甲状腺实质的中等回声（图1-6-2、图1-6-3）。

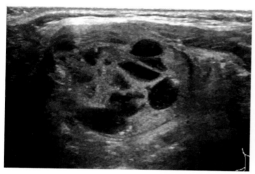
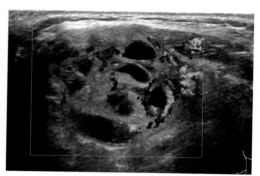

(A) 左颌下肿物横切面灰阶图　　　　　(B) 左颌下肿物横切面彩流图

图1-6-2　左颌下甲状腺异位结节性甲状腺肿

左侧颌下可见一实性为主的囊实混合回声团块，边缘尚规整，内回声不均匀，内未见明显点状强回声，后方回声无明显变化，团块边缘似可见类似甲状腺组织的稍高回声，CDFI示团块内部及周边可见少许血流信号。超声提示：左侧颌下实性为主的囊实混合回声团块，考虑异位甲状腺结节性甲状腺肿可能。手术后组织病理：异位甲状腺结节性甲状腺肿

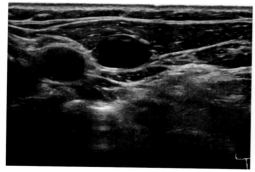
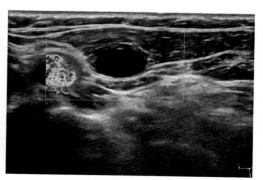

(A) 左颈前横切面灰阶图　　　　　(B) 左颈前横切面血流图

图1-6-3

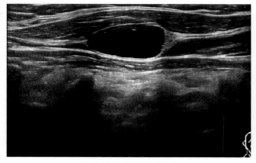
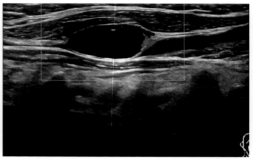

(C) 左颈前纵切面灰阶图　　　　　　　　(D) 左颈前纵切面血流图

图1-6-3　左颈动脉三角区异位甲状腺内囊肿

左颈前颈动脉三角区可见囊性为主的囊实混合回声团块，形态规则，边缘规整，内部大部分为透声好的无回声区，团块边缘可见少许稍高回声，CDFI示团块内部稍高回声内可见少许血流信号。超声提示：左颈前颈动脉三角区囊性为主的囊实混合回声团块，不排除淋巴结转移可能；甲状腺左叶结节，提示C-TIRADS 4A类。超声引导下细针穿刺：甲状腺左叶结节考虑良性。左颈前颈动脉三角区淋巴结细针穿刺送检，甲状腺球蛋白49.30ng/ml（3.55～77.00ng/ml）。手术切除后病理：左侧颈动脉三角区淋巴结1枚，未见癌转移

## 【鉴别诊断】

（1）神经源性肿瘤　多呈类圆形低回声肿块，边界清，可出现囊性变及钙化。肿瘤与神经关系密切，是诊断神经源性肿瘤的重要诊断依据。

（2）转移性淋巴结　可发现单个或多个病变，不同来源的转移性淋巴结超声表现存在差异，如鼻咽癌来源的多见液化坏死、甲状腺癌来源的可见微钙化（图1-6-4）等。寻找原发病灶，以及肿块周边有无类似甲状腺组织的高回声，有助于鉴别转移性淋巴结与异位甲状腺结节性甲状腺肿。

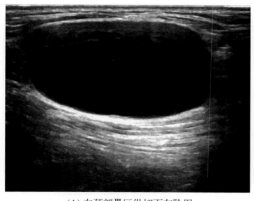
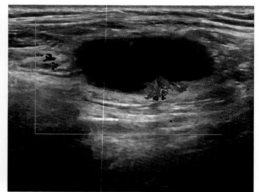

(A) 左颈部Ⅲ区纵切面灰阶图　　　　　　(B) 左颈部Ⅲ区纵切面彩流图

图1-6-4　甲状腺乳头状癌淋巴结转移

左颈部Ⅲ区可见一囊性为主的囊实混合回声肿块，形态欠规则，内部大部分以透声好的液性暗区为主，边缘可见不规则稍高回声区，CDFI示其内部稍高回声区内部可见较丰富的血流信号。甲状腺左叶结节提示C-TIRADS 5类。超声提示：左侧颈部Ⅲ区囊性为主的囊实混合回声肿块，不排除甲状腺癌淋巴结转移可能。手术切除后组织病理：甲状腺乳头状癌淋巴结转移

**【特别提示】**

当甲状腺组织在甲状腺以外的地方被发现时，须想到两种可能性：异位甲状腺或甲状腺癌转移。异位甲状腺合并病变时，超声表现与正常位置甲状腺相应病变的声像图表现相似，因此首先应明确有无异位甲状腺，再进一步对肿块定性。

当发现颈部肿物需排除异位甲状腺时，需完善相关检查：①甲状腺彩超及甲状腺功能，明确是否存在正常甲状腺组织及是否有甲状腺功能减退；②甲状腺核素显像，因甲状腺对核素 $^{99m}$Tc 与 $^{131}$I 有浓聚作用，可辅助诊断异位甲状腺；③穿刺病理学检查，尤其是实性肿物，可明确性质；④颈部 CT 或 MRI，可了解肿物与周围组织结构的关系。

### 1.6.3.2 异位甲状腺乳头状癌

**【临床特点】**

异位甲状腺乳头状癌是一种异位甲状腺组织发生恶变的罕见疾病。由于异位甲状腺可发生在颈部、胸部甚至是腹部等部位，因此异位甲状腺乳头状癌的发生部位也呈多样性，以颈部多见。与正常位置的甲状腺一样，乳头状癌是异位甲状腺中最常见的恶性病变。淋巴结转移常见，约 10% 的病例发生远处转移。

**【断面显示】**

右颈前异位甲状腺微小乳头状癌超声横切面、纵切面示意图见图 1-6-5。

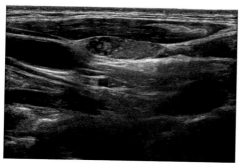

(A) 右颈前纵切面

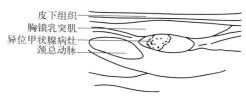

(B) 右颈前纵切面示意图

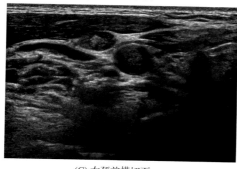

(C) 右颈前横切面

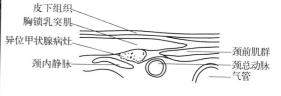

(D) 右颈前横切面示意图

图1-6-5 右颈前异位甲状腺微小乳头状癌超声断面显示

## 【超声诊断】

异位甲状腺组织内低回声结节，边界不清，形态欠规则，可见微钙化，CDFI 示其周边及内部见少许血流信号（图 1-6-6）。

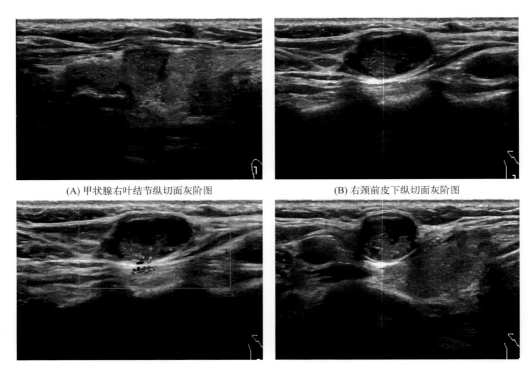

(A) 甲状腺右叶结节纵切面灰阶图 　　　　　 (B) 右颈前皮下纵切面灰阶图

(C) 右颈前皮下纵切面彩流图 　　　　　 (D) 右颈前皮下横切面灰阶图

**图1-6-6　甲状腺右叶乳头状癌伴右颈前皮下异位甲状腺乳头状癌**

（A）示甲状腺右叶中上部腹侧实质内可见一实性低回声结节，边缘不规整，纵横比<1，内回声不均匀，内部似可见数个散在的微小点状强回声，后方回声无明显变化，腹侧包膜局部不连续，CDFI示结节内部可见少许血流信号。（B）～（D）示右颈前皮下、甲状腺右叶前方可见实性为主的混合回声肿块，形态尚规则，边缘尚规整，内回声不均匀，内部实性区域内可见数个点状强回声，未见淋巴结门结构，CDFI示肿块内部实性区域内可见较丰富的血流信号。超声提示：甲状腺右叶实性结节，C-TIRADS 5类（考虑甲状腺微小癌）；右颈前皮下、甲状腺右叶前上方实性为主的混合回声肿块，考虑淋巴结转移。手术后病理：甲状腺右叶甲状腺微小乳头状癌；右颈前皮下肿物为异位甲状腺乳头状癌

## 【鉴别诊断】

甲状腺癌来源的颈侧区淋巴结转移：甲状腺癌颈侧区淋巴结转移常发生于Ⅲ、Ⅳ、Ⅱ区，Ⅶ、Ⅴ和Ⅰ区较少见。典型的超声表现为：团状增高回声、囊性变、微钙化，淋巴结门消失，内部丰富的血流信号。鉴别要点：同侧甲状腺内有无可疑恶性的结节；肿块周边发现类似甲状腺实质的中等回声是诊断异位甲状腺癌的直接证据（图 1-6-7）。

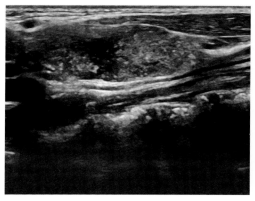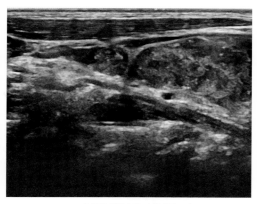

(A) 右颈部Ⅲ区淋巴结纵切面　　　　　　　　(B) 右颈部Ⅳ区淋巴结纵切面

图1-6-7　右侧颈部Ⅲ、Ⅳ区甲状腺癌淋巴结转移

右侧颈部Ⅲ、Ⅳ区可见多个异常结构淋巴结回声，边界清，形态欠规则，部分呈融合状，呈实性不均质回声，内可见多个微小点状强回声，淋巴结门显示不清，CDFI示其内部可见丰富、紊乱的血流信号。手术后病理：均见甲状腺癌淋巴结转移

**【特别提示】**

异位甲状腺乳头状癌与正常部位甲状腺乳头状癌的表现类似，由于病变部位异常，常被误诊。因此，组织穿刺确定肿瘤来源及性质是指导临床治疗必不可少的手段。

诊断异位甲状腺癌，首先要排除转移性甲状腺癌。若为女性，还需考虑卵巢成熟型囊性畸胎瘤或卵巢甲状腺肿继发的甲状腺癌。

# 1.7　甲状腺内转移癌

甲状腺结节临床较常见，其中以甲状腺良性病变和原发性恶性肿瘤为主，继发性肿瘤较少见，研究资料匮乏。文献报告甲状腺继发性肿瘤尸检发生率从0.46%到26.4%不等，平均约为2%。甲状腺因其毗邻关系，咽喉部、食管、气管、胸腺等部位的恶性肿瘤均可侵犯甲状腺而导致各种类别的继发性肿瘤，在日常诊治中大家尚比较重视，但临床上也常会遇到有远隔器官恶性肿瘤病史的患者检出甲状腺结节，此时诊断就很困难，因为临床医师对远隔肿瘤转移至甲状腺所知甚少。44%的转移至甲状腺的恶性肿瘤患者同时患甲状腺腺瘤或者甲状腺炎，因此甲状腺慢性疾病被认为是导致其他部位恶性病变转移的一个重要因素。

## 1.7.1 乳腺癌甲状腺转移

【临床特点】

乳腺癌甲状腺转移是临床罕见的恶性疾病，可发生单一甲状腺转移，也可发生多部位转移（包括甲状腺转移）。乳腺癌最易转移的靶向器官是骨骼、肝和肺，乳腺癌转移至甲状腺的发病率低，相关的预后及治疗证据有限。

【超声诊断】

根据超声表现可分为结节型、弥漫浸润型，以结节型多见，占80%以上。

（1）结节型（图1-7-1） 实性低回声结节，边缘不规整，形态不规则，可见钙化灶，肿块较大时有包膜侵犯，CDFI示其周边及内部血流丰富。同时伴有颈部Ⅳ区、锁骨上下区异常结构淋巴结肿大。

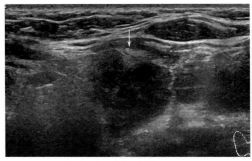 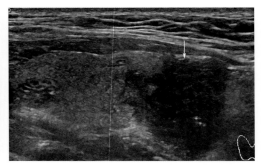

(A) 甲状腺左叶横切面灰阶图 　　　　　　　　(B) 甲状腺左叶纵切面灰阶图

图1-7-1 乳腺浸润性癌甲状腺转移

患者既往行左侧乳腺癌根治术后。超声所见：甲状腺左叶下部可见一实性极低回声结节，边缘不规整，纵横比＞1，内回声有明显微小点状回声，后方回声无明显变化，局部包膜不连续（➝）。超声提示：甲状腺左叶下部实性结节，C-TIRADS 5类。手术后组织病理：乳腺浸润性癌甲状腺转移

（2）弥漫浸润型（图1-7-2） 甲状腺弥漫肿大、无明显结节；以实质性低回声和高回声交错的不均匀混合回声为主；内见多发沙砾样微钙化，典型者呈"暴风雪样"；CDFI示其内部见较丰富血流信号，或血流信号稀少。

【鉴别诊断】

（1）甲状腺淋巴瘤 甲状腺转移癌一般有明确的恶性肿瘤病史，病灶边缘不规整，内可见微小钙化，病变外甲状腺实质回声可正常，常常合并颈部淋巴结转移征象；甲状腺淋巴瘤常常合并桥本甲状腺炎，一般无钙化。

（2）仅表现为甲状腺内微钙化的甲状腺微小乳头状癌 常常合并桥本甲状腺炎，超声表现为在甲状腺实质内见弥漫性分布的或呈簇状分布的微钙化，未见明显结节。常常合并颈部Ⅵ区或Ⅲ、Ⅳ区淋巴结转移。甲状腺细针穿刺常常提示阴性，需要手术切除后组织病理确诊（图1-7-3）。

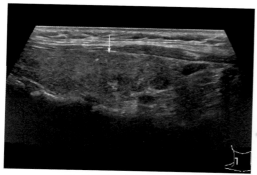

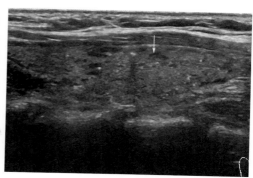

(A) 甲状腺右叶纵切面灰阶图 　　　　　　　　　(B) 甲状腺左叶纵切面灰阶图

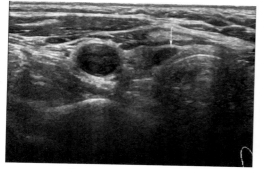

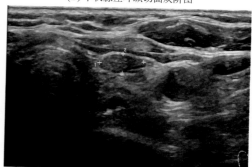

(C) 右颈部Ⅵ区淋巴结横切面灰阶图 　　　　　(D) 左颈部Ⅵ区淋巴结横切面灰阶图

图1-7-2　乳腺浸润性微乳头状癌甲状腺双侧叶转移

（A）、（B）示甲状腺形态大小正常，包膜欠光滑。甲状腺实质回声增粗、减低，分布不均匀，甲状腺双侧叶内均可见多个散在分布的微小点状强回声，较聚集处为甲状腺右叶中下部及左叶中部，CDFI示甲状腺内未见明显异常血流信号（——）。（C）、（D）示双侧颈部Ⅵ区可见异常结构淋巴结回声，形态尚规则，呈欠均质低回声，左侧较大者内部似可见点状强回声，淋巴结门显示不清（——）。超声提示：甲状腺内多发微钙化，C-TIRADS 4B类（中度可疑甲状腺癌）；双侧颈部Ⅵ区淋巴结肿大，左侧较大者结构不良，不排除淋巴转移可能。甲状腺细针穿刺病理学（TBSRTC）分类Ⅲ类：意义未明的细胞非典型性病变，或意义不明的滤泡性病变（恶性5%～15%）。左侧颈部Ⅵ区淋巴结穿刺病理：找到少量核异型，考虑癌细胞可能性大；左侧颈部Ⅵ区淋巴结穿刺洗脱液甲状腺球蛋白＞500ng/ml。手术后病理：双侧颈部淋巴结转移性乳腺浸润性微乳头状癌，伴脉管内癌栓，合并淋巴细胞性甲状腺炎；左侧颈部淋巴结：镜下见甲状腺组织，可见转移性乳腺浸润性微乳头状癌，伴脉管内癌栓，合并淋巴细胞性甲状腺炎

【特别提示】

　　乳腺癌甲状腺转移的超声表现缺乏特异性，与甲状腺原发结节或其他甲状腺弥漫性疾病相似，需结合患者病史、临床表现及免疫组学检查结果进行鉴别诊断。发现原发病灶有助于鉴别甲状腺原发癌与转移癌。

　　对于乳腺癌病史患者，颈部出现异常结构的肿大淋巴结，且超声表现不同于常见的甲状腺乳头状癌的颈部淋巴结转移的典型表现，于同侧甲状腺检查发现可疑恶性病变，需要排除乳腺来源可能。

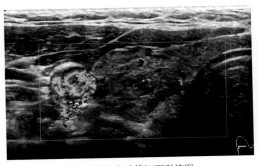
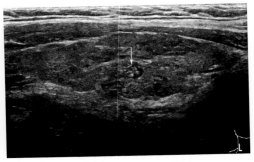

| (A) 甲状腺右叶横切面彩流图 | (B) 甲状腺右叶纵切面灰阶图 |

图1-7-3　甲状腺右叶微小乳头状癌

甲状腺实质回声增粗、减低，分布不均匀。甲状腺右叶中部内见多个点状强回声聚集，直径约3mm，局部回声稍减低，CDFI示其内部未见明显血流信号（——）。伴右侧颈部Ⅱ、Ⅲ、Ⅳ、Ⅴ、Ⅵ区异常结构淋巴结肿大。组织病理：右侧叶甲状腺微小乳头状癌，单一病灶，直径约3mm。肿瘤其他伴随特征：可见钙化、纤维化；其他病理改变：桥本甲状腺炎

## 1.7.2　鼻咽癌甲状腺转移

【临床特点】

鼻咽癌甲状腺转移非常少见，目前仅以病例个案被报道。鼻咽癌甲状腺转移超声表现缺乏特异性，与其他部位来源的甲状腺转移相似，可表现为结节型或弥漫型。甲状腺转移多见于鼻咽癌后 2～7 年内，男性发病较女性常见，预后较差。

【超声诊断】

甲状腺内低回声结节，或片状不均质低回声，边缘不规整，形态不规则，内可见微钙化 CDFI 示结节内部血流信号少许或较丰富（图 1-7-4）。

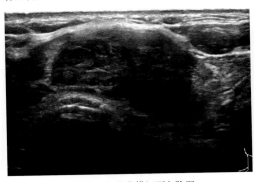
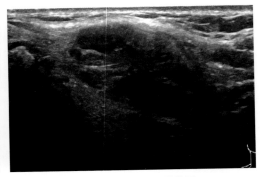

| (A) 甲状腺峡部结节横切面灰阶图 | (B) 甲状腺峡部纵切面灰阶图 |

图1-7-4　鼻咽癌甲状腺转移

患者具有鼻咽恶性肿瘤个人史（鼻咽癌放化疗后）。甲状腺峡部可见一实性低回声结节，大小约32mm×32mm×18mm，部分边缘不光整，纵横比<1，内回声不均匀，内未见明显微小点状强回声，后方回声无明显变化。CDFI示结节内部可见少许血流信号。伴颈部Ⅱ、Ⅲ区异常结构淋巴结肿大。超声提示：甲状腺峡部结节，C-TIRADS 5类（考虑甲状腺恶性肿瘤）。手术后组织病理：（甲状腺峡部肿物）淋巴上皮癌，结合病史，首先考虑为鼻咽癌转移；（右侧颈动脉三角淋巴结）淋巴结1枚，见恶性肿瘤转移

**【鉴别诊断】**

鼻咽癌甲状腺转移缺乏特征性超声表现，与甲状腺原发肿瘤难以鉴别，需依靠病理检查及其他影像学检查确诊。

## 1.7.3 下咽癌甲状腺转移

**【临床特点】**

下咽癌甲状腺转移少见，多为下咽癌直接侵犯甲状腺，95%以上为鳞状细胞癌。下咽是会厌上缘与环状软骨下缘之间的区域，以梨状窝癌最为常见，病变早期难以发现，发展至晚期出现管腔不同程度阻塞影响吞咽或淋巴结转移时才引起注意，因此预后极差，5 年生存率仅 30%。易发生甲状腺转移是下咽癌一个重要的临床特征，转移率为 10% ～ 20%。

**【超声诊断】**

甲状腺内实性低回声肿块，形态不规则，边缘不规整，较少出现钙化，CDFI 示其内见丰富血流信号（图 1-7-5）。

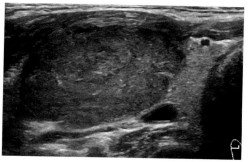

(A) 甲状腺右叶横切面灰阶图

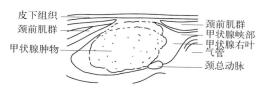

(B) 甲状腺右叶横切面示意图

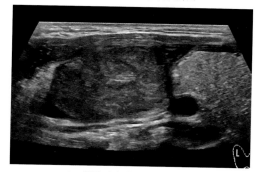

(C) 甲状腺右叶纵切面灰阶图

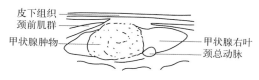

(D) 甲状腺右叶纵切面示意图

**图1-7-5 右梨状窝鳞状细胞癌侵犯甲状腺**

甲状腺右叶上极的上方可见一实性低回声肿块，大小约34mm×34mm×23mm，边缘不光整，纵横比<1，内回声不均匀，未见明显微小点状强回声，后方回声无明显变化，与右侧胸锁乳突肌分界不清，部分切面与甲状腺关系不密切，CDFI示肿块内部可见少许血流信号。超声提示：甲状腺右叶上极的上方实性占位，考虑恶性肿瘤。病理：右梨状窝鳞状细胞癌侵犯甲状腺

【鉴别诊断】

下咽癌甲状腺转移缺乏特征性超声表现，与甲状腺原发肿瘤难以鉴别，应该结合其他影像学检查，发现原发病灶有助于诊断甲状腺转移癌。但下咽癌颈侧区异常结构淋巴结的超声声像图表现不同于甲状腺乳头状癌颈侧区淋巴结转移，下咽癌颈侧区淋巴结转移一般无淋巴结内高回声、微钙化或囊性变等超声表现。

### 1.7.4 食管癌甲状腺转移

【临床特点】

食管癌具有容易转移的特性，可出现食管周围器官转移或者远处转移，而甲状腺转移罕见。超声是检查食管癌有无甲状腺转移的首选检查方法，可以发现甲状腺异常结节，虽然仅凭超声图像难以与甲状腺原发恶性肿瘤鉴别，但能够对甲状腺结节初步进行良恶性评估。超声引导下穿刺活检可以有效诊断甲状腺转移癌。

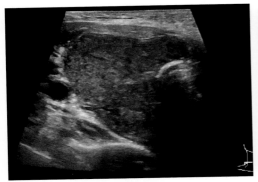
(A) 甲状腺右叶横切面灰阶图

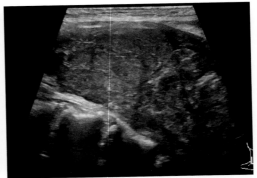
(B) 甲状腺右叶纵切面灰阶图

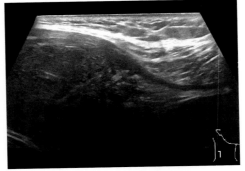
(C) 甲状腺右叶纵切面灰阶图

图1-7-6 食管癌甲状腺转移

患者男性，55岁，发现颈前肿物1个月余。具有食管癌病史。超声所见：甲状腺右叶显示欠清，原甲状腺右叶位置探及一低回声团块与食管相连，大小约69mm×40mm×36mm，形态不规则，边缘不规整，内回声不均匀，未见明显点状强回声，CDFI示其周边及内部可见少许血流信号。超声提示：甲状腺右叶区域低回声团块，结合病史考虑食管癌侵犯甲状腺可能。粗针穿刺病理：右侧甲状腺肿物结合病史考虑食管癌转移来源。BRAF基因$V600E$突变检测结果为：阴性

**【超声诊断】**

实性低回声肿块，形态不规则，边缘不规整，较少出现钙化，CDFI 示其周边及内部见少许血流信号，肿块与食管相连（图 1-7-6）。

**【鉴别诊断】**

放射性甲状腺炎：即食管癌放疗引起的甲状腺放射性损伤，超声表现为片状或边界不清的低回声结节，常伴有实验室检查结果异常。本病需与食管癌甲状腺转移鉴别，因此病理活检是诊断的金标准。

# 1.8  甲状舌管病变

## 1.8.1  甲状舌管囊肿

**【临床特点】**

胚胎生长发育过程中，内胚胎层在胚胎第 3～4 周增生形成甲状舌管，沿颈前正中线下降，下端膨大发育形成甲状腺；发展至第 5～6 周，甲状舌管自行闭锁消失。甲状舌管囊肿是指在胚胎早期甲状腺发育过程中，甲状舌管退化不全、未消失而在颈部遗留形成的先天性囊肿。

**【扫查要点】**

反复多切面扫查，注意囊性暗区周围有无正常甲状腺组织，特别是稠液性暗区，要注意与实性区域鉴别。

**【断面显示】**

甲状舌管囊肿超声横切面、纵切面及示意图见图 1-8-1。

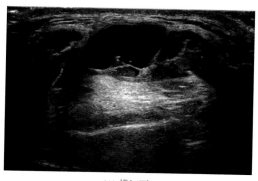

(A) 横切面

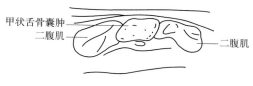

(B) 横切面示意图

图1-8-1

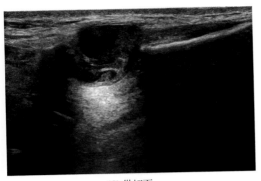

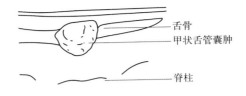

舌骨
甲状舌管囊肿
脊柱

(C) 纵切面　　　　　　　　　　　　　　(D) 纵切面示意图

图1-8-1　甲状舌管囊肿超声断面显示

## 【超声诊断】

甲状舌骨旁无回声区，边缘规整，壁薄、光滑；内透声好，部分透声差，可见细密的点状弱回声；后方回声增强；无回声区可随着伸舌动作或吞咽动作向上移动；CDFI示其周边及内部未见明显血流信号（图1-8-2）。

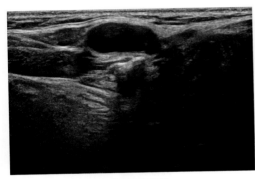

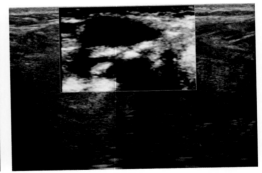

(A) 纵切面灰阶图　　　　　　　　　　　　(B) 纵切面MVI

图1-8-2　甲状舌管囊肿

颈前、甲状舌骨旁可见一无回声区，边界清，壁光滑，内透声尚好，后方回声增强，超声造影微血管成像技术（MVI）示其内部未见明显血流信号。超声提示：颈前、甲状舌骨旁无回声区，考虑甲状舌管囊肿可能。手术切除后组织病理：甲状舌管囊肿

## 【鉴别诊断】

异位甲状腺：甲状舌管囊肿多为囊性无回声表现，异位甲状腺多表现为实性组织回声，囊性表现少见。颈前正中线是异位甲状腺与甲状舌管囊肿的好发部位，因此囊性异位甲状腺与甲状舌管囊肿术前鉴别困难，绝大多数病例为术后病理明确诊断。

### 1.8.2 甲状舌管乳头状癌

甲状舌管乳头状癌是发生在甲状舌管残余或甲状舌管囊肿内的一种罕见疾病，多为甲状腺源性的乳头状癌。组织学检查常可检测到囊肿内部异位的甲状腺组织，该部位甲状腺组织恶变罕见。该病患者多表现为颈部中线的无痛性包块，很少出现吞咽困难或者呼吸困难等症状，预后良好。

【超声诊断】

颈部正中的囊实性结节，实性部位附着在囊壁的一侧，有微钙化灶，CDFI 显示实性组织内血流信号（图 1-8-3）。

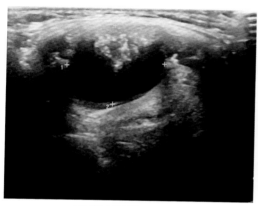 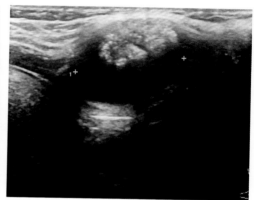

(A) 横切面灰阶图 　　　　　　　　　　　　　　(B) 纵切面灰阶图

**图1-8-3　甲状舌管乳头状癌**

患者，女，22岁，触及颈前肿物1周。超声所见：颈前区可见一囊实混合回声肿块，大小约22mm×19mm×16mm，边界清，形态规则，囊内可见大小约16mm×13mm×10mm的实性稍高回声区，内见多个微小点状强回声，CDFI示肿块内部实性区域内少许血流信号。肿块周边未见明显类似甲状腺实质回声，与甲状腺未见相连。超声提示：颈前正中囊实混合性占位，考虑甲状舌管囊肿合并恶性变可能。病理：甲状舌管乳头状癌

【鉴别诊断】

甲状舌管囊肿：甲状舌管囊肿是由于胚胎发育过程中甲状舌管退化不完全而形成的先天畸形，超声表现为颈部正中的囊性肿块，一般无明显血流信号。甲状舌管乳头状癌超声表现为囊实性肿块，有时实性部分并不明显，仅表现为囊壁局部增厚，内见少许血流信号。

【特别提示】

对于疑似甲状舌管乳头状癌患者推荐行超声引导下穿刺细胞学检查，但穿刺结果阴性也不应排除甲状舌管乳头状癌的可能，可结合分子检测进一步提高诊断阳性率。

# 1.9 甲状腺常见术后改变

## 1.9.1 甲状腺结节消融术后

经皮甲状腺结节热消融治疗是一种以超声引导下进行的新型微创介入治疗技术，为甲状腺结节提供了新的治疗选择，具有操作简便、安全有效、微创、治疗时间短、副作用小、并发症少、可重复性好等特点，越来越受到临床医师的关注和青睐。目前国内最常用的甲状腺结节热消融方法为射频和微波，其共同原理是利用热能破坏病变组织，使其发生变性和凝固性坏死，原位灭活病灶经过一段时间后，坏死组织被机体缓慢吸收，从而达到治疗甲状腺结节的目的。一般于消融术后第3、第6、第12、第18个月复诊，进行常规超声或超声造影检查，观察结节大小，测量结节体积，计算结节体积缩小率（volume reduction ratio，VRR），VRR=（术前结节体积－随访时结节体积）/术前结节体积，结节体积的计算采用椭球体积公式：$V=\pi abc/6$。$a$、$b$、$c$ 分别为超声测量的结节最大径、相应横径及垂直径。同时观察消融区回声及血流变化等情况。甲状腺结节消融术后甲状腺超声声像图见图1-9-1。

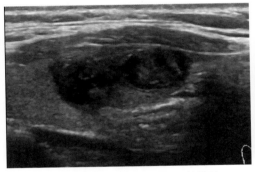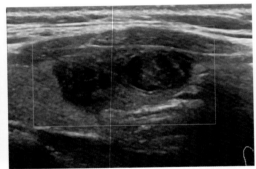

(A) 甲状腺左叶下部结节消融后纵切面灰阶图　　　　(B) 甲状腺左叶下部结节消融后纵切面彩流图

### 图1-9-1 甲状腺结节消融术后

甲状腺左叶结节消融术后，甲状腺左叶下部可见一低回声结节，边缘模糊，纵横比<1，内回声欠均匀，未见明显点状强回声，后方回声无明显变化，CDFI示结节内部未见明显血流信号。超声提示：甲状腺左叶结节消融术后，甲状腺左叶下部结节（较术前体积明显缩小），符合消融术后改变

## 【特别提示】

甲状腺结节消融术后的超声表现与甲状腺乳头状癌超声表现有共同之处：低回声、边缘模糊或不光整，但结合消融术病史对比消融术前后结节的位置、大小及声像图可鉴别。一般甲状腺结节消融术后通常内部未见血流信号，且无微小钙化灶。

## 1.9.2 甲状腺切除术后

外科手术切除甲状腺为治疗甲状腺结节，特别是分化型甲状腺癌的主要治疗方法，可根据患者的病情选择甲状腺全切除术、甲状腺次全切除术等。超声检查是甲状腺术前及术后的主要检查方法。

（1）甲状腺部分切除术后，残余的甲状腺超声容易区别。但对于只是切除了甲状腺结节的患者，容易将术后改变误诊为甲状腺内新发结节，给患者造成不必要的心理压力（图1-9-2、图1-9-3）。

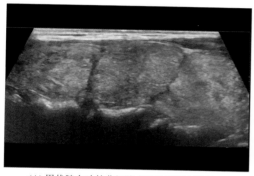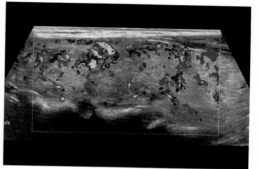

(A) 甲状腺左叶结节切除术后纵切面灰阶图　　　(B) 甲状腺左叶结节切除术后纵切面彩流图

图1-9-2　甲状腺左叶结节切除术后（一）

甲状腺左叶结节切除术后，甲状腺左叶呈术后改变，残余甲状腺左叶实质回声分布不均匀，未见明显肿块回声，CDFI示其内部可见稍丰富的血流信号

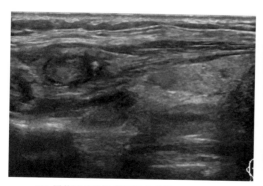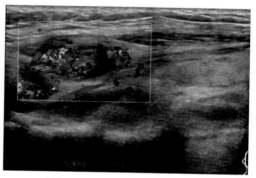

(A) 甲状腺左叶结节切除术后纵切面灰阶图　　　(B) 甲状腺左叶结节切除术后纵切面彩流图

图1-9-3　甲状腺左叶结节切除术后（二）

甲状腺左叶结节切除术后，甲状腺左叶呈术后改变，残余甲状腺左叶分为上下两部分。残余甲状腺左叶上部实质回声减低，边缘可见强回声斑，未见明显肿块回声，CDFI示其内部可见较丰富的血流信号

（2）甲状腺全切除术后术区缝线肉芽肿形成（图1-9-4）。

（3）甲状腺癌切除术后，超声检查术区出现低回声区的原因常常为术区瘢痕、黏稠积液、甲状腺组织残留、复发转移等（图1-9-5）。对于甲状腺癌全切除术后需要行$^{131}I$治疗的患者，甲状腺组织残留与复发转移的鉴别对于治疗选择非常重要。

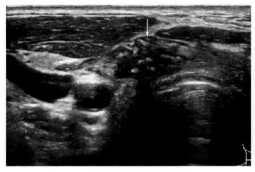

| (A) 气管右侧横切面灰阶图 | (B) 气管右侧纵切面灰阶图 |

图1-9-4　甲状腺右叶全切除术后

患者为甲状腺右叶癌行甲状腺根治术后。甲状腺呈全切除术后改变，术区未见明显甲状腺组织残留。气管右侧术区可见一低回声区，内可见粗条状强回声，后方回声稍衰减，CDFI示其内部可见少许血流信号（——）。超声提示：气管右侧术区片状低回声区，考虑术后肉芽肿形成。超声引导下细针穿刺病理：未见明显恶性肿瘤细胞

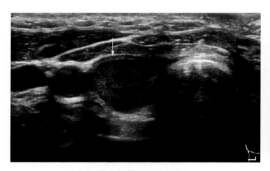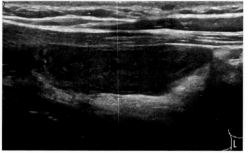

| (A) 气管右侧横切面灰阶图 | (B) 气管右侧纵切面灰阶图 |

图1-9-5　甲状腺癌切除术后

患者为甲状腺右叶癌行甲状腺根治术后。甲状腺左叶及峡部呈全切除术后改变，术区未见明显甲状腺组织残留；气管右侧术区可见一稍低回声区，内回声欠均匀，CDFI示其内部未见明显血流信号（——）。超声提示：气管右侧术区片状低回声区，考虑术后改变

# 第2部分

# 甲状旁腺超声检查

## 2.1　甲状旁腺超声检查方法

　　正常情况下，甲状旁腺多位于甲状腺两侧叶背面，上下各一对，存在于甲状腺的真包膜（筋膜鞘）与假包膜（纤维囊）之间，大多位于甲状腺被膜内，也可埋于甲状腺实质中（图2-1-1）。

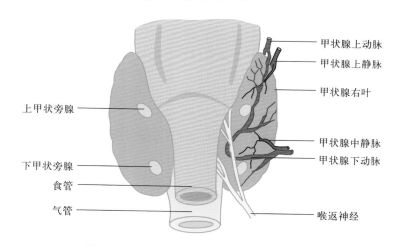

图2-1-1　甲状旁腺位置及毗邻结构示意图

　　甲状旁腺数目不定，大部分为4枚，也有人多至5枚或仅有2枚，多为扁椭圆形。

　　甲状旁腺2%～3%可发生异位，下甲状旁腺较上甲状旁腺更常出现异位。常见的异位为：向下移位至纵隔、胸腺或膈神经鞘内；向颈动脉旁移位；由甲状腺上极向中段移位。甲状旁腺的位置变异及各区域出现的概率见图2-1-2。

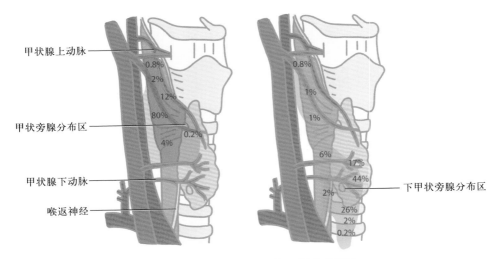

图2-1-2　甲状旁腺的位置变异示意图

甲状旁腺的体积小，数目、位置变异相对较大，给临床诊疗带来了很多不便。

（1）仪器选择　选择高档的彩色多普勒超声诊断仪。探头选择 7.5 ～ 15MHz 线阵超声探头。

（2）患者体位　患者仰卧于检查床上，充分暴露颈前部；重症患者在平车或病床上进行检查。

（3）扫查方法　首先进行纵切面扫查，找到甲状腺，在甲状腺的中上部及下部的后方（背侧）寻找甲状旁腺。必要时嘱患者做吞咽动作，以便甲状腺提升，易于观察甲状旁腺。然后进行横切面扫查，从上向下进行扫查，并加以证实（图 2-1-3）。

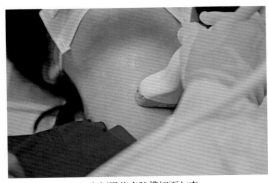

（A）左侧甲状旁腺横切面扫查

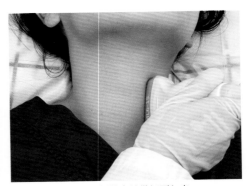

（B）左侧甲状旁腺纵切面扫查

图2-1-3　甲状旁腺扫查拍照

## 2.2 正常甲状旁腺的超声图像及病变测量

（1）甲状旁腺的正常值　成人甲状旁腺平均长 3 ～ 6mm，宽 2 ～ 4mm，厚 0.5 ～ 2mm。

（2）正常甲状旁腺的超声声像图　由于正常甲状旁腺较小，又与甲状腺回声相似，故超声不易显示。正常的甲状旁腺内部脂肪含量高时表现为高回声（图 2-2-1）。超声发现甲状旁腺增大或表现为低回声时则提示异常。

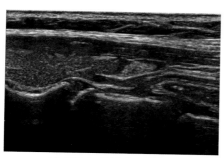

(A) 正常左下甲状旁腺纵切面

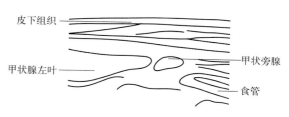

(B) 正常左下甲状旁腺纵切面示意图

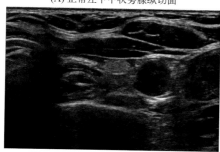

(C) 正常左下甲状旁腺横切面

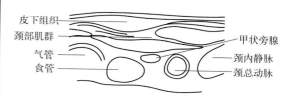

(D) 正常左下甲状旁腺横切面示意图

图2-2-1　正常甲状旁腺超声断面显示

（3）测量方法　在横切面测量甲状旁腺前后径和左右径，在纵切面测量甲状旁腺上下径。

（4）超声新技术介绍　超声对诊断原发性甲状旁腺功能亢进症（PHPT）具有重要价值。常规超声可清晰显示病变大小、数目、位置、形态及血流特征。

超声造影可实时显示病灶血流灌注及廓清过程。有学者报道，在原发性甲状旁腺功能亢进症的临床研究中，超声造影对病理性甲状旁腺结节术前定位的识别准确性可高达 97% ～ 100%，高频超声定位的识别准确性为 70% ～ 74%，其原因可能是 PHPT 中的甲状旁腺病变多为腺瘤，其体积相对偏大，血供相对丰富，在超声造影过程中会形成增强环，所以超声造影检出率比较高。另有文献指出，超声造影参量成像可用于评估继发性甲状旁腺功能亢进症的严重程度。同时有学者提出难治性的甲状旁腺功能亢进症中甲状旁腺病变性质多为增生，其造影特点表现为相对于甲状腺实质的均匀性高增强，很少会有腺瘤早期特征性的增强环，因此会降低一部分检出率，并且对于体积比较小的存在病变的甲状旁腺结节，超声造影有一定的局限性。

根据 2015 年世界医学与生物学超声联合会（World Federation for Ultrasound in Medicine and Biology，WFUMB）关于超声弹性成像在临床应用的指导方针和建议，将弹性成像分为压迫式弹性成像、瞬时式弹性成像、声辐射力脉冲弹性成像、剪切波弹性成像（shear wave elastography，SWE）。根据不同的组织或病变硬度识别不同组织或病变，并通过硬度分析用于疾病的诊断及鉴别。国内有学者选取 30 例健康者采用 SWE 研究甲状旁腺弹性测值，结果显示甲状旁腺的弹性值及平均弹性值分别为 9.42 ～ 24.38kPa、（15.68±2.36）kPa，而周围甲状腺的弹性值及平均弹性值分别为 25.26 ～ 38.65kPa、（28.34±2.43）kPa，两者间弹性值差异有统计学意义，证实了正常甲状旁腺较其周围的正常甲状腺组织软。与此同时，一系列的评分方法、临界值及硬度比对法被用于甲状旁腺与周围组织及甲状旁腺疾病的鉴别。另有研究认为，超声弹性成像技术有助于甲状旁腺腺瘤与甲状旁腺增生的鉴别。

研究表明，超声引导下细针穿刺洗脱液的甲状旁腺激素（PTH）浓度检测可以广泛用于甲状腺术中准确区分甲状旁腺组织和非甲状旁腺组织。另有学者进一步证实了甲状旁腺洗脱液 PTH 浓度远高于血中 PTH 浓度，而正常淋巴结洗脱液中 PTH 浓度低于血 PTH 浓度，这对于解决临床中甲状旁腺及淋巴结鉴别困难、甲状腺切除术时需要保护的甲状旁腺组织有极大的意义和帮助。

融合成像则可提供病灶功能相关信息。随着超声新技术的发展，超声将在术前诊断 PHPT 发挥越来越重要的作用。

# 2.3 常见的甲状腺旁腺病变

## 2.3.1 甲状旁腺功能亢进症

甲状旁腺主要分泌甲状旁腺激素（PTH），是由其主细胞分泌的。PTH 有升高血钙、降低血磷的作用，是调节血钙与血磷水平最重要的激素。正常人血浆中 PTH 浓度平均为 10 ～ 55pg/ml。甲状腺旁腺功能亢进症分为原发性甲状旁腺功能亢进症（PHPT）、继发性甲状旁腺功能亢进症（SHPT）和三发性甲状旁腺功能亢进症。

（1）原发性甲状旁腺功能亢进症　是指 1 个或多个甲状旁腺功能异常引起甲状旁腺激素分泌增多而影响机体钙、磷代谢，导致血钙升高等一系列临床症状，严重影响患者的生存质量。常见的病因有甲状旁腺腺瘤、甲状旁腺增生、甲状旁腺囊肿及甲状旁腺癌。其诊断主要依靠实验室检查，诊断标准包括血 PTH 和血清钙水平升高以及 1,25- 二羟维生素 $D_3$ 水平降低等。多数患者无明显症状，多在出现严重的甲状旁腺功能亢进症状（如肾结石、骨质减少、骨膜下骨吸收和囊性纤维性骨炎等）之前被确诊。手术切除病变甲状旁腺是治疗 PHPT 的主要方法。超声是术前定位甲状旁腺病灶的一线方法。

（2）继发性甲状旁腺功能亢进症　是指各种原因所致的低血钙或高血磷刺激甲状旁腺，使其过度分泌甲状旁腺激素而引发的综合征。其中慢性肾功能不全引起的 SHPT 最常见。超声表现：通常累及多个腺体，不对称性肿大。

（3）三发性甲状旁腺功能亢进症　是在继发性甲状旁腺功能亢进症的基础上发展而成的，病因与继发性甲状旁腺功能亢进症相同。由于甲状旁腺受到长期的过度刺激，在继发性甲状旁腺功能亢进症的基础上部分 PTH 分泌细胞增生肥大，由代偿性功能亢进发展成能自主性地分泌 PTH 的结节（自主功能性结节）。三发性甲状旁腺功能亢进症患者的所有甲状旁腺均增生，其中可见增生明显的结节，但一般不能鉴定出腺瘤。因此，有人将在三发性甲状旁腺功能亢进症基础上发生的甲状旁腺腺瘤称为四发性甲状旁腺功能亢进症。

### 2.3.2　甲状旁腺囊肿

【临床特点】

甲状旁腺囊肿在临床上较为罕见，病因尚不明确，包括以下几种假说：在胚胎发育时连接第三鳃囊胸腺、甲状旁腺原基的 Kursteiner 管残留或第三和第四鳃裂残留形成；正常甲状旁腺内的微小囊肿相互融合而成；甲状旁腺腺瘤囊性变形成假性囊肿，多为功能性；甲状旁腺分泌物潴留形成。甲状旁腺囊肿根据其是否引起甲状旁腺功能亢进症可分为功能性和无功能性两种，以后者较多见。

功能性或无功能性甲状旁腺囊肿的囊液中 PTH 水平均高于血浆中 PTH 水平，病理检查是甲状旁腺囊肿诊断的重要手段。

甲状旁腺囊肿主要临床表现为无症状的颈部肿块，较大者可出现局部压迫症状如吞咽、呼吸困难，喉返神经受压迫则会出现声音嘶哑。功能性甲状旁腺囊肿可伴甲状旁腺功能亢进症状，如骨痛、脆性骨折、恶心、呕吐、肾结石、手足麻木不适等。超声、CT 和 MRI 检查均是临床常用的影像学诊断方法，甲状旁腺核素扫描检查对功能性甲状旁腺囊肿的诊断有重要意义。

【扫查方法及扫查要点】

选择 7.5 ～ 15MHz 线阵超声探头，彩色多普勒设置为低速血流条件。

患者取仰卧位，充分暴露颈部，自颌下至胸骨上窝对颈部进行横切面及纵切面连续实时扫查，重点注意甲状腺后方或下方的无回声包块，边界清晰，常呈圆形，有包膜，与甲状腺间有高回声界面分隔，后方回声增强。对位置较深区域适当降低探头频率并加压扫查，必要时嘱患者做吞咽动作进行扫查。

【断面显示】

右下甲状旁腺囊肿超声横切面、纵切面及示意图见图 2-3-1。

【超声诊断】

甲状腺中部及下部背侧可见无回声区，边缘规则，纵横比＜ 1，壁光滑，内透声好，后方回声增强，CDFI 示其内部未见明显血流信号（图 2-3-2）。

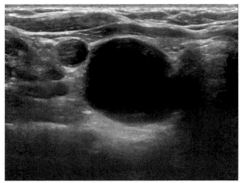

(A) 右下甲状旁腺囊肿横切面

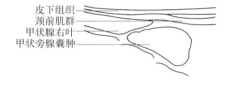

(B) 右下甲状旁腺囊肿横切面示意图

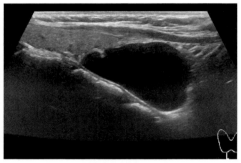

(C) 右下甲状旁腺囊肿纵切面

(D) 右下甲状旁腺囊肿纵切面示意图

图2-3-1　右下甲状旁腺囊肿超声断面显示

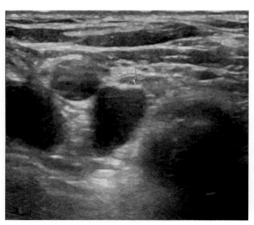

(A) 右下甲状旁腺囊肿横切面灰阶图

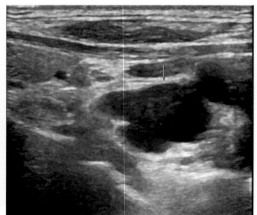

(B) 右下甲状旁腺囊肿纵切面灰阶图

图2-3-2　甲状旁腺囊肿

甲状腺右叶下部背侧可见无回声区，边缘规则，纵横比<1，壁光滑，内透声好，后方回声增强（—→）。超声提示：甲状腺右叶下部背侧无回声区，考虑右下甲状旁腺囊肿可能，建议结合PTH检查

**【鉴别诊断】**

甲状旁腺囊肿常易误诊为结节性甲状腺肿，此外，还应与气管憩室、淋巴管瘤等鉴别。

（1）气管憩室　气管憩室少见，发生率约为1%，以往文献报道较少，主要是传统的影像学检查方法对本病容易漏诊。气管憩室分为先天性和后天性两种：前者通常是残余的肺组织或早产儿肺芽高位异位隔离或胎龄第6周气管软骨发育缺损引起的，憩室壁结构与气管壁相同；后者多见于成年人，一般认为与长期咳嗽、肺气肿管壁内压增高有关。气管憩室内含有呼吸上皮细胞，囊壁不含平滑肌、软骨等其他成分，气管憩室多位于胸廓入口平面的气管右后壁区域。主要鉴别要点：气管憩室壁较厚，与气管相连（图2-3-3）；而甲状旁腺囊肿的壁一般较薄、光滑。

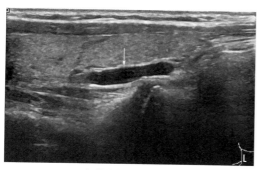
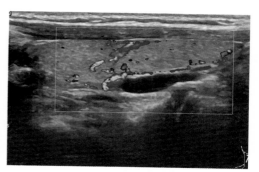

(A) 气管憩室纵切面灰阶图　　　　　　　　(B) 气管憩室纵切面彩流图

**图2-3-3　气管憩室**

甲状腺右叶下部背侧、气管右侧旁可见一无回声区（➡），边界清，壁稍增厚、尚光滑，与气管壁相连，内透声尚好，后方回声稍增强，CDFI示其内部未见明显血流信号。超声提示：甲状腺右叶下部背侧、气管右侧旁无回声区，考虑气管憩室可能。颈部增强CT提示：气管憩室

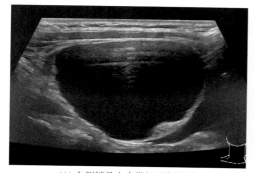
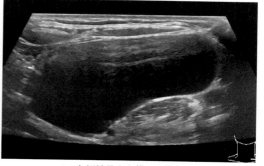

(A) 左侧锁骨上窝纵切面灰阶图　　　　　　(B) 左侧锁骨上窝横切面灰阶图

**图2-3-4　海绵状淋巴管瘤**

左侧锁骨上窝可见一囊性团块，边界清，形态尚规则，壁尚光滑，内透声好，后方回声增强，CDFI示其内部未见明显血流信号。超声提示：左侧锁骨上窝囊性占位，考虑囊性淋巴瘤可能。病理：海绵状淋巴管瘤

（2）海绵状淋巴管瘤 两者超声表现较为类似。甲状旁腺囊肿位于甲状腺中部和下部背侧，可伴有甲状旁腺激素的增高。而海绵状淋巴管瘤常常发生于颈上 1/3 或锁骨上区，也可发生在体表、面部、肌间结缔组织间隙等位置，一般体积较大，甲状旁腺激素水平正常（图 2-3-4）。

（3）结节性甲状腺肿囊性变 结节性甲状腺肿为最常见的甲状腺良性结节样病变，与甲状旁腺囊肿的鉴别：①甲状旁腺囊肿一般透声好；结节性甲状腺肿囊性变一般透声差，并可见实性区域或点状高回声伴彗星尾征（图 2-3-5）。②甲状旁腺囊肿细针穿刺液 PTH 增高，而结节性甲状腺肿囊性变穿刺液 PTH 正常。

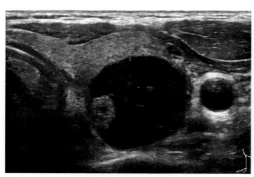 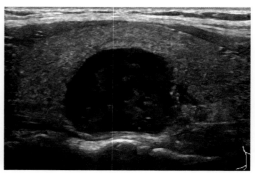

(A) 甲状腺左叶结节横切面灰阶图　　　　　(B) 甲状腺左叶结节纵切面灰阶图

图2-3-5　结节性甲状腺肿

甲状腺左叶中部背侧可见一囊性为主的囊实混合回声结节，边缘尚规整，纵横比<1，内回声不均匀，内未见明显点状强回声，后方回声稍增强，CDFI示结节周边及内部可见少许血流信号。超声提示：甲状腺左叶中部背侧结节，C-TIRADS 3类（考虑结节性甲状腺肿伴囊性变可能）。病理：结节性甲状腺肿

### 2.3.3　甲状旁腺增生

【临床特点】

维持性血液透析患者由于体内钙磷代谢异常导致甲状旁腺不断增生，容易引发继发性甲状旁腺功能亢进症，进一步造成患者骨骼、心血管、皮肤、神经等系统损害。在临床治疗方面，手术切除目标甲状旁腺是治疗甲状旁腺增生伴 SHPT 的主要方法，尤其是对于晚期甲状旁腺增生伴 SHPT，内科保守治疗难以满足临床需求，需要行甲状旁腺切除术治疗。甲状旁腺切除术的成功率与术前功能亢进腺体能否准确定位并完全切除密切相关，说明术前对目标腺体的定位诊断至关重要。

【扫查方法及扫查要点】

选择 7.5 ～ 15MHz 线阵超声探头，彩色多普勒设置为低速血流条件。

患者取仰卧位，充分暴露颈部，自颌下至胸骨上窝对颈部进行横切面及纵切面连续实时扫查，重点注意甲状腺背侧区域有无增生的甲状旁腺，增生甲状旁腺的位置、形态、大小、数目及内部回声、血供是否丰富，以及增生的甲状旁腺与周围组织的关

系，如是否邻近大血管、是否对食管产生压迫。

【断面显示】

甲状旁腺增生超声横切面、纵切面及示意图见图2-3-6。

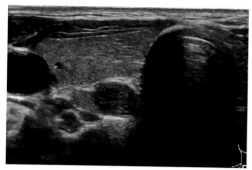

(A) 右上甲状旁腺增生横切面

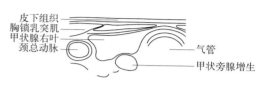

(B) 右上甲状旁腺增生横切面示意图

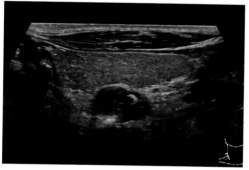

(C) 右上甲状旁腺增生纵切面

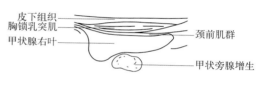

(D) 右上甲状旁腺增生纵切面示意图

图2-3-6　甲状旁腺增生超声断面显示

【超声诊断】

单个或多个增大，呈梭形、椭圆形或分叶状，无明显包膜；均质低回声或弱回声，通常较正常甲状腺实质回声低，较大者内部可出现钙化灶、出血、坏死及囊变；周边及内部可无或有不同程度的血流信号（图2-3-7）。

【鉴别诊断】

（1）位于甲状腺背侧的结节性甲状腺肿　突出于包膜的甲状腺背侧的结节（图2-3-8）易误诊为甲状旁腺疾病。鉴别要点：甲状旁腺增生常为甲状腺背侧多发，内可见小环状强回声，结合 PTH 增高可鉴别。

（2）甲状旁腺腺瘤　甲状旁腺增生和甲状旁腺腺瘤是甲状旁腺疾病中最常见的两种病理类型，两者的超声声像图在大小、回声及血流分布等方面有许多共同之处，较难区分。甲状旁腺增生一般多发生在肾衰竭、血液透析的患者，多为继发性甲状旁腺功能亢进症，常累及多个腺体。临床一般难以区分体积小的甲状旁腺腺瘤与甲状旁腺增生，甲状旁腺增生的血供不如甲状旁腺腺瘤丰富。甲状旁腺增生患者的 PTH 水平一般高于甲状旁腺腺瘤患者，可能由于甲状旁腺增生病变常累及多个腺体，故其分泌甲状旁腺激素的功能明显高于单发性腺瘤。

【特别提示】

甲状旁腺增生可异位至甲状腺实质内，超声表现类似甲状腺内结节性甲状腺肿或滤泡性腺瘤的超声声像图，在术前评估时若发现甲状腺内结节更要特别注意，必要时结合发射型计算机断层成像（ECT）检查协助诊断（图2-3-9）。

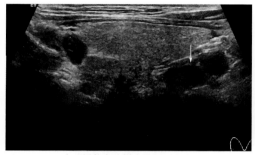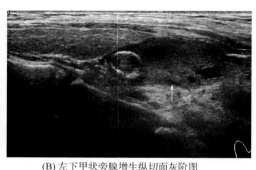

(A) 右下甲状旁腺增生纵切面灰阶图　　　　　　(B) 左下甲状旁腺增生纵切面灰阶图

图2-3-7　双侧甲状旁腺增生

甲状腺双侧叶背侧、双侧甲状旁腺区均可见低回声团块，大小及位置分别为22mm×13mm×10mm（甲状腺右叶下极背侧，右上甲状旁腺区）、9mm×9mm×8mm（甲状腺右叶上部背侧，右下甲状旁腺区）、27mm×23mm×14mm（甲状腺左叶下极背侧左下甲状旁腺区环状强回声斑及小片状液性暗区），形态尚规则，边缘尚规整，纵横比<1，内回声欠均匀，CDFI示其内部可见少许血流信号（——）。超声提示：甲状腺双侧叶背侧、双侧甲状旁腺区低回声团块，考虑甲状旁腺增生可能。病理：甲状旁腺增生。甲状旁腺激素（PTH）：1775.5pg/ml（↑）

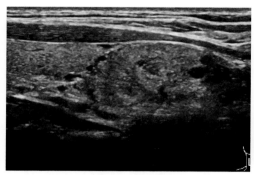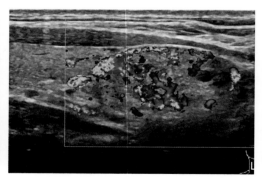

(A) 甲状腺右叶下部背侧纵切面灰阶图　　　　　　(B) 甲状腺右叶下部背侧纵切面彩流图

图2-3-8　结节性甲状腺肿

甲状腺右叶下极背侧可见一实性为主的混合回声结节，边缘尚规整，纵横比<1，内回声不均匀，未见明显点状强回声，后方回声无明显变化，CDFI示结节内部及周边可见较丰富的血流信号。超声提示：甲状腺右叶下极背侧结节，C-TIRADS 4A类（考虑结节性甲状腺肿可能性大）。血PTH正常。病理：结节性甲状腺肿

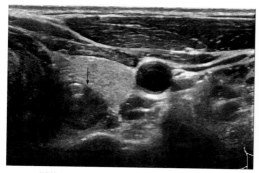 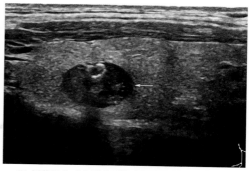

(A) 甲状腺左叶实质内甲状旁腺增生横切面灰阶图       (B) 甲状腺左叶实质内甲状旁腺增生纵切面灰阶图

图2-3-9 甲状旁腺增生异位

患者，男，46岁，维持性腹膜透析2年余，PTH 2000pg/ml。术中于甲状腺左叶上极实质内肿物表面切开甲状腺组织，暴露肿物，切除甲状腺左叶上极实质内肿物，冰冻及组织病理符合甲状旁腺增生（——）。此患者同时合并右上、右下极左下甲状旁腺增生

## 2.3.4 甲状旁腺腺瘤

### 【临床特点】

大部分甲状旁腺腺瘤为单个，常位于甲状腺下极背侧，小的也可包埋于甲状腺实质中。腺瘤直径在 8 ~ 15mm，大的能达 50mm。最小的腺瘤可以是最低程度的腺体增大，手术中看起来正常，但超声显示为低回声，病理证实为细胞增生。绝大多数甲状旁腺腺瘤是功能性的，患者甲状旁腺激素水平升高，同时伴有不同程度的血钙升高。也有甲状旁腺腺瘤是无功能性的，即不引起 PTH 的升高，仅超声提示甲状旁腺腺瘤可能，需要定期随访检查 PTH 水平，较为罕见。

### 【扫查方法及扫查要点】

选择 7.5 ~ 15MHz 线阵超声探头，彩色多普勒设置为低速血流条件。

患者取仰卧位，充分暴露颈部，自颌下至胸骨上窝对颈部进行横切面及纵切面连续实时扫查，重点注意甲状腺背侧区域有无异常肿块，通常有明显的包膜，该包膜回声强于甲状腺实质，因此边界清楚、边缘规则，探头加压时图像显示腺瘤与甲状腺的不同步运动。瘤体前缘常有明显的血管绕行（实为甲状腺被膜血管），并可见多条动脉分支进入瘤体，瘤体内部一般呈高血供，可见丰富的血流信号。

同时，超声医师应熟悉异位甲状旁腺的好发部位，灵活运用不同频率的探头并扩大颈部扫查范围。必要时结合核素扫描等影像学方法进行综合评估。

### 【断面显示】

甲状旁腺腺瘤超声横切面、纵切面和示意图见图 2-3-10。

### 【超声诊断】

① 回声：一般为均匀低回声或极低回声，2% 可有囊性变，很少出现钙化。

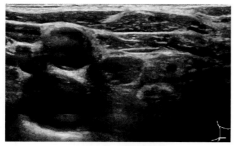

(A) 右下甲状旁腺腺瘤横切面

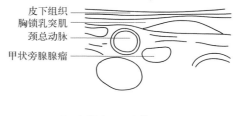

(B) 右下甲状旁腺腺瘤横切面示意图

皮下组织
胸锁乳突肌
颈总动脉
甲状旁腺腺瘤

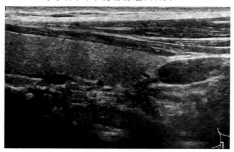

(C) 右下甲状旁腺腺瘤纵切面

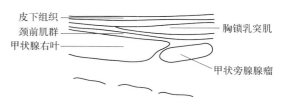

(D) 右下甲状旁腺腺瘤纵切面示意图

皮下组织
颈前肌群
甲状腺右叶
胸锁乳突肌
甲状旁腺腺瘤

图2-3-10　甲状旁腺腺瘤超声断面显示

②形态：呈圆形、椭圆形、梭形或扁平，较大者可呈不对称增大且呈分叶状。

③压迹征：甲状旁腺腺瘤可对甲状腺后被膜形成压痕，可见明显高回声线，将甲状旁腺和甲状腺分开，这是纤维-脂肪包膜。

④血流信号：周边可见血管弧，可呈90°～270°包裹腺瘤，由甲状腺下动脉供血，可提高腺瘤检出的敏感性。

典型的甲状旁腺腺瘤超声声像见图2-3-11。

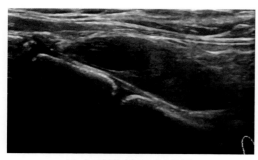

(A) 左下甲状旁腺腺瘤灰阶图

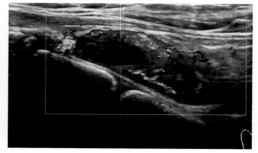

(B) 左下甲状旁腺腺瘤彩流图

图2-3-11　甲状旁腺腺瘤

甲状腺左叶下极背侧可见一实性低回声为主的混合回声团块，形态尚规则，呈椭圆形，边缘尚规整，纵横比<1，内回声不均匀，未见明显点状强回声及粗大强回声斑，后方回声稍增强，CDFI示其内部及周边可见丰富的血流信号。超声提示：甲状腺左叶下极背侧混合回声团块，不排除甲状旁腺腺瘤可能。钙（Ca）3.10mmol/L（↑），磷（P）0.55mmol/L（↓）；肝功能：碱性磷酸酶（ALP）109U/L（↑）。甲状旁腺激素（PTH）666.0pg/ml（↑）。病理：甲状旁腺腺瘤

**【鉴别诊断】**

（1）位于甲状腺背侧的结节性甲状腺肿　突出于包膜的甲状腺背侧的结节（图2-3-12）易误诊为甲状旁腺腺瘤，鉴别要点如下。①甲状旁腺腺瘤通常与甲状腺有一薄且为稍强回声的分界面——压迹征；②回声：甲状腺内结节常为混合回声，可合并囊变、钙化；而甲状旁腺瘤常为均匀低回声，钙化较少见；③甲状旁腺腺瘤周边可见血管弧，可呈90°～270°包裹腺瘤，而结节性甲状腺肿多数表现为周边见少许血流信号、无血管弧。无功能甲状旁腺腺瘤可通过细针穿刺＋穿刺液PTH测量或ECT扫描以协助鉴别诊断。

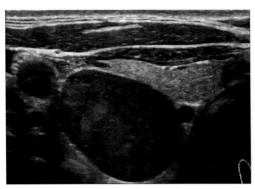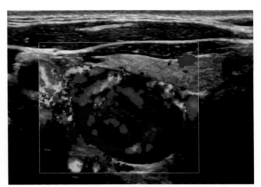

(A) 甲状腺右叶背侧横切面灰阶图　　　　　(B) 甲状腺右叶背侧横切面灰彩流图

图2-3-12　位于甲状腺背侧的结节性甲状腺肿

甲状腺右叶下部背侧可见一极低回声结节，形态规则，边缘规整，内回声尚均匀，未见明显点状强回声，后方回声无明显变化，CDFI示结节内部及周边可见丰富的血流信号。超声提示：甲状腺右叶下部背侧极低回声结节，不排除甲状旁腺腺瘤可能。血PTH正常，病理：结节性甲状腺肿伴腺瘤样结节形成

（2）颈部Ⅵ区（气管旁）肿大淋巴结　气管旁肿大淋巴结大部分为椭圆形的低回声结节，需与甲状旁腺腺瘤鉴别（图2-3-13）。鉴别：较大淋巴结可见中央淋巴结门稍强回声，淋巴结门内有血管进入，可通过彩色多普勒鉴别；转移性淋巴结边缘毛糙，内可见点状强回声或稍高回声区。

（3）食管平滑肌瘤　食管平滑肌瘤是最常见的食管良性肿瘤，约占食管良性肿瘤的70%以上。该肿瘤较小，常无症状，常因其他胃肠道疾病做气钡双对比造影或内窥镜检查时发现。其诊断主要依靠食管钡餐造影。超声内镜是消化道检查的一种新方法，目前主要应用于消化道肿瘤术前分期、消化道黏膜下肿瘤和腔外压迫病变的鉴别诊断。本病超声容易漏诊。食管平滑肌瘤声像图特征为：黏膜肌层或固有肌层内可见低回声肿块，边界清楚，形态规则。鉴别要点：肌瘤与食管壁相连，可随着吞咽动作而活动（图2-3-14）。

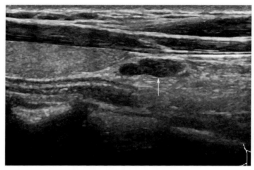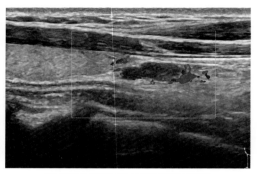

(A) 左侧颈部Ⅵ区淋巴结纵切面灰阶图　　　　　(B) 左侧颈部Ⅵ区淋巴结纵切面彩流图

图2-3-13　颈部Ⅵ区（气管旁）肿大淋巴结

左侧颈部Ⅵ区可见一淋巴结回声，边界清，形态尚规则，呈均质低回声（━━▶），淋巴结门显示不清，CDFI
示其周边可见少许血流信号，内部可见星点状血流信号。超声提示：左侧颈部Ⅵ区淋巴结肿大（良性形
态）。血PTH正常，颈部Ⅵ区淋巴结清扫病理未见癌

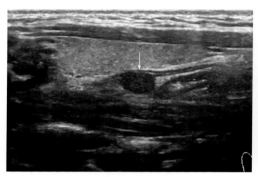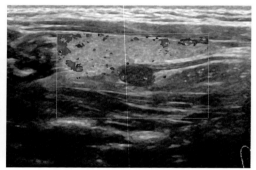

(A) 食管平滑肌瘤纵切面灰阶图　　　　　　　(B) 食管平滑肌瘤纵切面彩流图

图2-3-14　食管平滑肌瘤

甲状腺左叶中部背侧可见一实性低回声肿块（━━▶），形态规则，边缘规整，内回声均匀，未见明显点状强
回声，后方回声无明显变化，肿块与食管壁相连并凸向食管腔内，可随着吞咽动作而活动，CDFI示肿块内
部可见少许血流信号。超声提示：甲状腺左叶中部背侧实性低回声肿块，与食管关系密切，不排除食管平滑
肌瘤可能。病理：食管平滑肌瘤

　　（4）卡斯尔曼病　卡斯尔曼病（Castleman disease，CD），又称为巨大淋巴结增生
症或血管滤泡性淋巴样增生，常表现为无痛性淋巴结。该病可累及全身各部位的淋巴
结，少数累及结外组织。本病临床上分为单个淋巴结受累的局限型以及多个淋巴结受
累的多中心型。局限型卡斯尔曼病好发于年轻人，症状轻，预后好。局限型卡斯尔曼
病的典型超声表现为：颈部孤立单发性病灶；淋巴结肿大，边界清晰，具备良性病变
的一般特征；内见细密点线状高回声；囊性无回声区；呈环形或半环形血流信号，肿
块周边可见粗大的血流穿入（图2-3-15）。右下甲状旁腺腺瘤的超声声像图和位于颈部

Ⅳ区的卡斯尔曼病超声声像图有共同之处，可结合血甲状旁腺激素（PTH）检查进行鉴别，甲状旁腺腺瘤病一般无钙化。

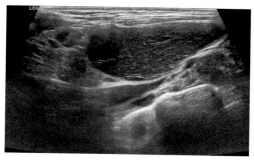
(A) 左侧锁骨上窝纵切面灰阶图

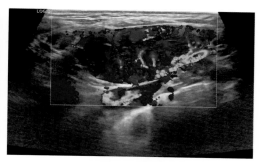
(B) 左侧锁骨上窝纵切面彩流图

图2-3-15　卡斯尔曼病

左侧锁骨上窝可见一低回声肿块，大小约29mm×21mm×13mm，边界清，形态规则，内回声欠均匀，可见线状高回声，后方回声增强，CDFI示肿块内部及周边可见丰富的血流信号。超声提示：左侧锁骨上窝低回声肿块，不排除异位胸腺可能。病理：淋巴组织增生性病变，考虑卡斯尔曼病

（5）颈部异位胸腺　异位胸腺比较常见，是胸腺原基沿着颈部逐渐下降至胸腔胸腺过程中，胸腺未完全下降，在颈部形成的迷走胸腺。以左侧多见，极少数可见双侧病变，男性多见。临床表现为无痛性肿块，多在体检时偶然发现，质地柔软，当肿块比较大时，部分病例出现气促或者吞咽困难等症状。由于甲状腺外异位胸腺的位置与甲状旁腺腺瘤相似，常位于甲状腺下方，但甲状旁腺腺瘤多呈低回声，内回声较均匀，可与异位胸腺的"星空征"相鉴别（图2-3-16）。但颈部异位胸腺一般无需特殊处理，因此超声医生应对其有所认识，避免将其诊断为肿瘤而进行手术治疗。

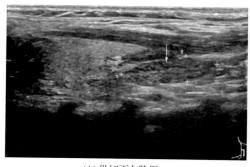
(A) 纵切面灰阶图

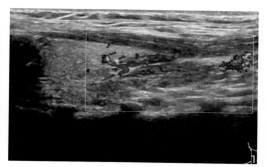
(B) 纵切面彩流图

图2-3-16　异位胸腺

患者，女，11岁，甲状腺右叶下部背侧可见一低回声团块（➡），大小约23mm×12mm×8mm，边界尚清，形态欠规则，内回声不均匀，可见星空征，CDFI示其内部未见明显血流信号。超声提示：甲状腺右叶下部背侧低回声团块，考虑异位胸腺肿大可能。此患者每半年一次复查，3年后完全消失

## 【特别提示】

异位甲状旁腺腺瘤：最常见的上甲状旁腺腺瘤异位位于颈深部，在食管及气管的后方或后侧方；最常见的下甲状旁腺腺瘤异位位于下颈部或前上纵隔；罕见的可位于颈部高位上外侧，靠近舌骨水平的颈动脉分叉，邻近颌下腺，或者位于颈动脉鞘内或邻近颈动脉鞘。

① 甲状腺实质内甲状旁腺腺瘤：是一种特殊的异位，其发生率为0.7%～3.6%。其超声表现与颈部其他位置的甲状旁腺腺瘤相似。上甲状旁腺腺瘤或下甲状旁腺腺瘤均可异位至甲状腺实质内，大部分位于甲状腺中部至下部背侧，周边围绕甲状腺实质（图2-3-17）。

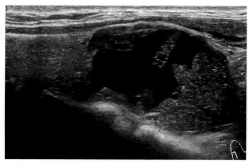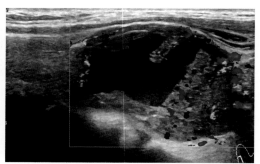

(A) 甲状腺右叶内甲状旁腺腺瘤灰阶图      (B) 甲状腺右叶内甲状旁腺腺瘤彩流图

**图2-3-17　甲状腺实质内甲状旁腺腺瘤**

甲状腺右叶下部实质内可见一囊实混合回声结节，形态尚规则，边缘尚规整，纵横比<1，内回声不均匀，未见明显点状强回声及粗大强回声斑，后方回声稍增强，CDFI示其内部及周边可见较丰富的血流信号。超声提示：甲状腺右叶下部结节，C-TIRADS 3类（考虑结节性甲状腺肿伴囊性变可能）。病理：甲状旁腺腺瘤

② 异位至胸骨上窝的甲状旁腺腺瘤（图2-3-18）。

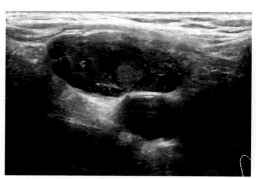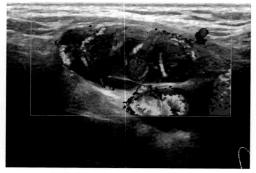

(A) 胸骨上窝纵切面甲状旁腺腺瘤灰阶图      (B) 胸骨上窝纵切面甲状旁腺腺瘤彩流图

**图2-3-18　异位至胸骨上窝的甲状旁腺腺瘤**

胸骨上窝可见一实性低回声团块，形态尚规则，边缘尚规整，纵横比<1，内回声欠均匀，未见明显微小点状强回声及粗大强回声斑，后方回声稍增强，CDFI示其内部可见丰富的血流信号。此患者同时合并甲状腺左叶结节，C-TIRADS 5类。超声提示：胸骨上窝实性占位，不排除淋巴结转移可能。病理：甲状旁腺腺瘤

### 2.3.5 甲状旁腺癌

【临床特点】

甲状旁腺癌是一种罕见的内分泌系统恶性肿瘤，仅占原发性甲状旁腺功能亢进症散发性病例的 1% 左右，好发于 40 ～ 55 岁的人群。甲状旁腺癌临床表现多种多样，多累及肾脏和骨骼系统而表现为与肾脏及骨骼相关的表现，如肾结石、肾钙沉着症、肾功能不全、纤维性骨炎、骨膜下再吸收及弥漫性的骨质减少，更严重者会出现甲状旁腺危象。早期诊断、早期治疗与甲状旁腺癌预后密切相关。

【断面显示】

甲状旁腺癌超声横切面、纵切面及示意图见图 2-3-19。

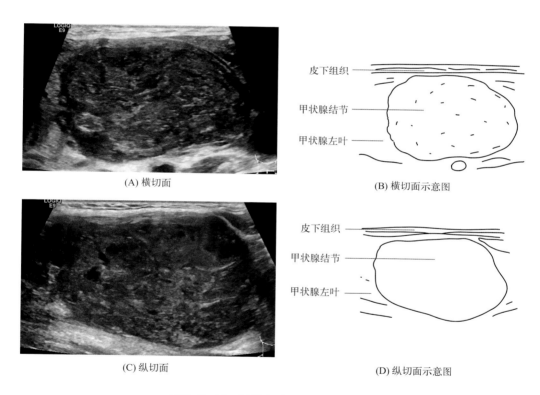

(A) 横切面

皮下组织

甲状腺结节

甲状腺左叶

(B) 横切面示意图

(C) 纵切面

皮下组织

甲状腺结节

甲状腺左叶

(D) 纵切面示意图

图2-3-19 甲状旁腺癌超声断面显示

患者，男，43岁，因外伤致左髋疼痛1个月余，甲状旁腺激素（PTH）709.6pg/ml（↑），钙2.03mmol/L。ECT：颈部左侧巨大软组织肿物，代谢未见明显增高，结合病史，考虑增大甲状旁腺组织，边缘不清，可疑恶变。超声所见：甲状腺左叶中下部实质内可见一低回声肿块，边缘不规整，纵横比＜1，内回声不均匀，可见小片状液性暗区，未见明显点状强回声，后方回声无明显变化，CDFI示肿块内部可见少许血流信号。超声提示：甲状腺左叶占位，考虑：甲状腺恶性肿瘤？不排除甲状旁腺病变，建议结合病理检查。病理：结合临床、组织学形态和免疫组化，符合甲状旁腺癌，伴局灶肉瘤样分化

**【超声诊断】**

肿瘤体积大，直径多在 20mm 以上，生长较快，边界不清，形态不规则并向周围组织浸润，可侵犯周围的肌肉、血管；多表现为低回声，无包膜，内部回声不均，可有囊性变、钙化，可有后方回声衰减；CDFI 示其周边及内部可见杂乱血流信号（图 2-3-20）。

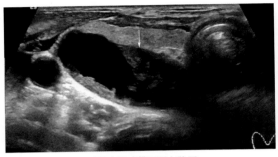 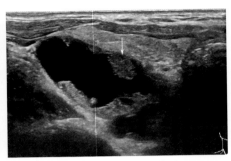

(A) 甲状旁腺癌横切面灰阶图　　　　　　　(B) 甲状旁腺癌纵切面灰阶图

图2-3-20　甲状旁腺癌

甲状腺右叶下极背侧可见一囊性为主的囊实混合回声团块（➝），形态不规则，边缘模糊，纵横比<1，内回声不均匀，后方回声无明显变化，CDFI示其内部可见少许血流信号。超声提示：甲状腺右叶下部背侧囊实混合占位，考虑甲状旁腺增生可能。病理：甲状旁腺癌

**【鉴别诊断】**

（1）甲状旁腺腺瘤（图 2-3-21）　甲状旁腺癌与体积较大的甲状旁腺腺瘤较难鉴别，但若发现颈部淋巴结转移或远处脏器转移，或短期内病灶明显增大，则可作为甲状旁腺癌诊断的依据。甲状旁腺癌患者血 PTH、血钙及血磷均高于良性甲状旁腺病变，由于肿瘤增长迅速，内部血供常较丰富，且易出现钙化和液化，血 PTH 值常增高明显。

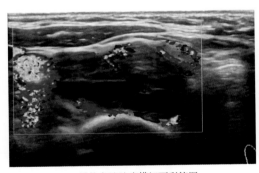 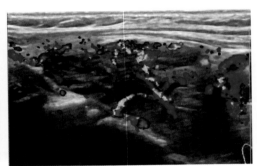

(A) 甲状旁腺腺瘤横切面彩流图　　　　　　(B) 甲状旁腺腺瘤纵切面彩流图

图2-3-21　甲状旁腺腺瘤

甲状腺右叶下部背侧可见一实性为主的囊实混合回声团块，形态欠规则，边缘尚规整，纵横比<1，内回声不均匀，未见明显点状强回声，后方回声无明显变化，CDFI示其内部可见丰富的血流信号。超声提示：甲状腺右叶下部背侧囊实混合回声团块，不排除甲状旁腺癌可能。甲状旁腺激素（PTH）1109.0pg/ml（↑）。病理：甲状旁腺腺瘤

有研究指出，通过局部浸润和钙化诊断甲状旁腺癌的阳性预测值较高，均为 100%。同时可疑血供、厚包膜和内部回声不均匀的阴性预测值分别为 97.6%、96.7% 和 100%。

（2）甲状腺癌　位于甲状腺实质的甲状旁腺癌与甲状腺癌的鉴别要点：如果出现甲状旁腺激素（PTH）增高，而甲状旁腺未见增大或甲状腺背侧未见明显肿块时，要首先考虑甲状旁腺癌的可能。

# 第3部分

# 颈部淋巴结超声检查

## 3.1 颈部淋巴结超声检查方法

### 3.1.1 颈部淋巴结分区

1997 年美国癌症联合委员会（AJCC）将颈部淋巴结分为 7 个区域，其颈部分区及解剖边界见表 3-1-1、图 3-1-1。

表3-1-1　AJCC颈部淋巴结分区及解剖边界

| 分区 | 边界 |
| --- | --- |
| Ⅰ区：颌下和颏下淋巴结<br>ⅠA区：颏下淋巴结；<br>ⅠB区：颌下或二腹肌三角淋巴结 | 上界为下颌骨，下界为舌骨水平，前界为下颌骨前缘，后界为下颌下腺后缘。以二腹肌前腹为分界，可将Ⅰ区分为ⅠA区和ⅠB区。<br>ⅠA区：两侧二腹肌之间<br>ⅠB区：二腹肌前腹后缘与下颌下腺后缘之间 |
| Ⅱ区：上颈部淋巴结<br>（颈内静脉上组淋巴结） | 上界为下颌骨，下界为颈动脉分叉处，前界为下颌下腺后缘，后界为胸锁乳突肌后缘上1/3。以颈内静脉后缘为界可分为ⅡA区和ⅡB区。<br>ⅡA区：颈内静脉后缘之前<br>ⅡB区：颈内静脉后缘之后 |
| Ⅲ区：中颈部淋巴结<br>（颈内静脉中组淋巴结） | 上界为颈总动脉分叉处，下界为肩胛舌骨肌与颈静脉交界处，前界为胸骨舌骨肌侧后缘，后界为胸锁乳突肌后缘中1/3 |
| Ⅳ区：下颈部淋巴结<br>（颈内静脉下组淋巴结） | 上界为肩胛舌骨肌与颈静脉交界处，下界为锁骨，前界为胸锁乳突肌外侧缘，后界为胸锁乳突肌后缘下1/3 |
| Ⅴ区：颈后三角淋巴结 | 上界为胸锁乳突肌与斜方肌交界处，下界为锁骨，前界为胸锁乳突肌后缘，后界为斜方肌前缘。以环状软骨下缘平面（即Ⅲ、Ⅳ区分界）分为上方的ⅤA区（颈后三角区）和下方的ⅤB区（锁骨上区） |
| Ⅵ区：颈前中央区淋巴结 | 上界为舌骨，下界为胸骨上窝，外界为颈总动脉内侧缘 |
| Ⅶ区：前上纵隔淋巴结 | 上界为胸骨上切迹，下界为无名动脉、主动脉弓，外界为颈总动脉 |

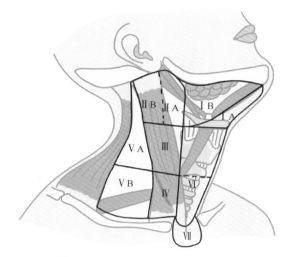

图3-1-1　颈部淋巴结分区手绘图

## 3.1.2　颈侧区淋巴结超声检查

【患者准备】

患者常规取仰卧位，在肩及颈后垫枕，使头后仰，充分暴露颈部。

【仪器调节】

颈部淋巴结是浅表器官，宜选用 8 ～ 14MHZ 的高频线阵探头。适当调节仪器内浅表器官条件，包括增益、深度、聚焦、血流标尺等。

【扫查方法】

患者头部旋转向对侧，依次扫查颏下、颌下和颈内静脉上段周围区域，完成 Ⅰ 区和 Ⅱ 区淋巴结的扫查。沿着两侧颈部血管向下扫查到锁骨，完成 Ⅲ 区和 Ⅳ 区扫查，与此同时探头向后移动上下扫查，完成 Ⅴ 区的扫查。对于有必要探查Ⅶ区的患者，将探头向下倾斜并调整探头频率以及深度，进行上纵隔区域扫查。

【图像分析】

颈部淋巴结观察要点主要有颈部淋巴结分区、淋巴结大小、淋巴结形态、淋巴结边界、淋巴结回声、淋巴结门结构、淋巴结血流。

① 淋巴结大小：不同淋巴结长径差异较大，而短径差异较小，因此常用短径表示淋巴结的大小，正常淋巴结的短径常小于 5mm。

② 淋巴结形态：正常淋巴结纵切面呈椭圆形或者长条形，横切面呈椭圆形（图 3-1-2 ～图 3-1-4）。

良性结节趋于长梭形，长短径比值（$L/T$）≥ 2。恶性淋巴结 $L/T$ < 2，多趋于圆形，但需要注意的是颏下及腮腺正常淋巴结可呈圆形。

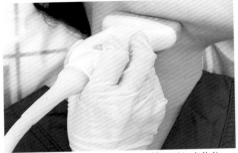

(A) 右颈部Ⅰ区淋巴结横切面扫查体位

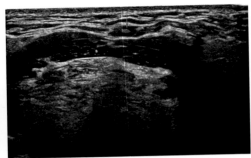

(B) 右颈部Ⅰ区淋巴结横切面(→)

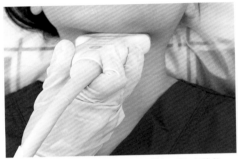

(C) 左颈部Ⅰ区淋巴结横切面扫查体位

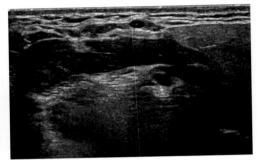

(D) 左颈部Ⅰ区淋巴结横切面(→)

图3-1-2　颈部Ⅰ区正常淋巴结声像图

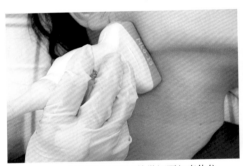

(A) 右颈部Ⅱ区淋巴结纵切面扫查体位

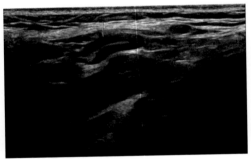

(B) 右颈部Ⅱ区正常淋巴结纵切面(→)

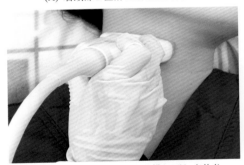

(C) 右颈部Ⅱ区淋巴结横切面扫查体位

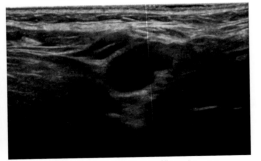

(D) 右颈部Ⅱ区正常淋巴结横切面(→)

图3-1-3　颈部Ⅱ区淋巴结扫描体位及正常声像图

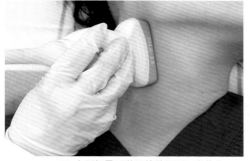

(A) 右颈部Ⅲ区淋巴结纵切面扫查体位

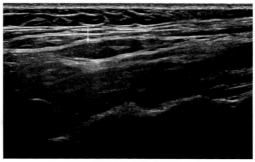

(B) 右颈部Ⅲ区淋巴结纵切面(→)

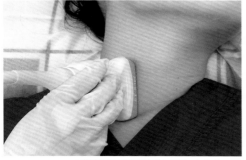

(C) 右颈部Ⅳ区淋巴结纵切面扫查体位

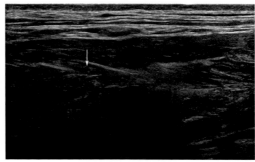

(D) 右颈部Ⅳ区淋巴结纵切面(→)

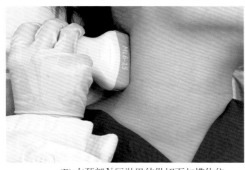

(E) 右颈部Ⅴ区淋巴结纵切面扫描体位

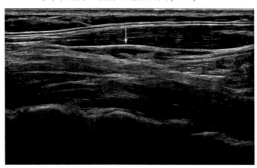

(F) 右颈部Ⅴ区淋巴结纵切面(→)

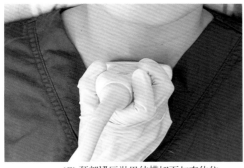

(G) 颈部Ⅶ区淋巴结横切面扫查体位

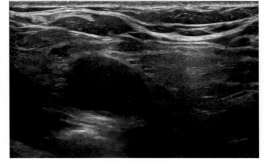

(H) 颈部Ⅶ区淋巴结横切面

图3-1-4　右颈部Ⅲ、Ⅳ、Ⅴ、Ⅶ区淋巴结扫查体位及正常声像图

③ 淋巴结边界：正常淋巴结边界清晰，恶性淋巴结边界清晰或不清晰。恶性淋巴结因恶性细胞浸润，淋巴结内细胞成分增多而脂肪组织相对减少，因此受累淋巴结与周边组织的声阻抗差异增大，故可形成清晰的边界。

④ 淋巴结回声：正常淋巴结皮质位于髓质周围，呈均匀低回声。髓质位于中央，呈条带状高回声。病变淋巴结皮质回声可呈低回声、无回声或高回声。

⑤ 淋巴结门结构：淋巴结门为淋巴管以及血管进入淋巴结的门户，根据超声表现可分为 3 种类型，即宽阔型、狭窄型、缺失型（图 3-1-5）。良性淋巴结以宽阔型多见，而恶性淋巴结则以狭窄型或缺失型多见。

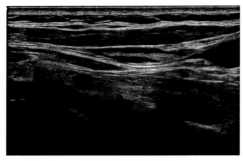

(A) 淋巴结门宽阔型

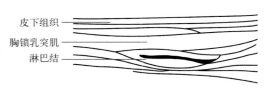

(B) 淋巴结门宽阔型示意图

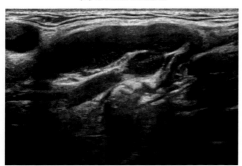

(C) 淋巴结门狭窄型

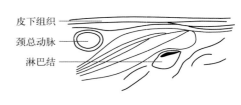

(D) 淋巴结门狭窄型示意图

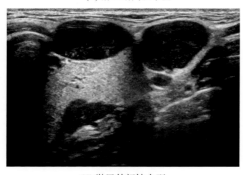

(E) 淋巴结门缺失型

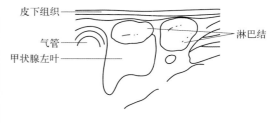

(F) 淋巴结门缺失型示意图

图3-1-5　不同淋巴结门结构图

⑥ 淋巴结血流：淋巴结内血流信号呈点条状或星点状血流，部分淋巴结门以及髓质内可见树杈状血流信号分布（图3-1-6）。

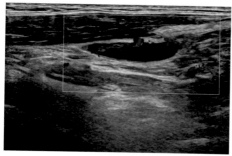

(A)星点状血流

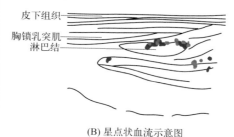

(B) 星点状血流示意图

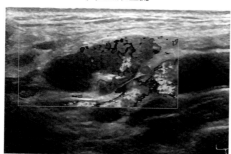

(C) 丰富的淋巴结门型血流

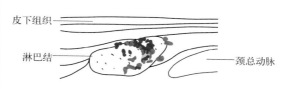

(D) 丰富的淋巴结门型血流示意图

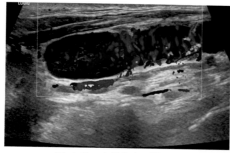

(E) 丰富、紊乱的鸡爪样血流

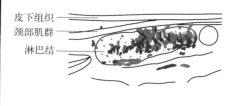

(F) 丰富、紊乱的鸡爪样血流示意图

图3-1-6　不同类型的淋巴结血流

【新技术】

（1）弹性成像　弹性成像根据不同组织的弹性系数不同，对其施加一个内部或者外部的动态或者静态激励，使目标组织发生应变、位移等变化，组织硬度越大，弹性越小，形变能力越差。一般认为硬度越大的淋巴结恶性病变风险越高。但该规律并不绝对，如淋巴瘤或转移性淋巴瘤发生坏死时硬度较低。弹性成像技术在颈部肿大淋巴结的应用仍处于探索阶段。

（2）超声造影　　超声造影是利用超声造影剂气体微泡在声场中的非线性效应和所产生的强烈背向散射来获得对比增强图像。与传统的淋巴结活检相比，超声造影具有实时观察、安全、快速等优势，可提供灌注模式方面的有用信息，提高病变的检出率并对病变的良恶性进行鉴别。如反应性淋巴结常表现为均匀增强，转移淋巴结则可表现为灌注缺失或无增强。此外，超声造影检查还能用于确定病变的前哨淋巴结。以甲状腺肿瘤为例，主要通过瘤周注射造影剂进行淋巴结成像，注射造影剂后造影剂可以通过组织间隙进入微细淋巴管内，从而对前哨淋巴结进行显像。

### 3.1.3　颈前中央区淋巴结超声扫查

颈前中央区淋巴结又称为颈部Ⅵ区淋巴结，其外界为颈总动脉内侧缘，上界为舌骨，下界为胸骨上窝，可分为 6 个亚组：气管前、喉前、左气管旁上组、左气管旁下组、右气管旁上组、右气管旁下组。由于颈前中央区淋巴结一般较小，平均大小通常小于 10mm，且周围有气管组织、锁骨等骨性组织的遮挡，正常情况下不容易被超声探及，术前常规超声对于中央区淋巴结转移的检出率较低。甲状腺发生炎症或恶性肿瘤时，可伴发颈部Ⅵ区淋巴结肿大。甲状腺来源的转移性淋巴结多位于同侧Ⅵ区。颈前中央区淋巴结作为甲状腺恶性肿瘤的前哨淋巴结，具有重要的研究价值，其转移率为24% ～ 65%。

【患者准备】

患者常规取仰卧位，在肩及颈后垫枕，使头后仰，充分暴露颈部。

【仪器调节】

选用 8 ～ 14MHZ 的高频线阵探头，适当调节仪器内浅表器官设置条件，包括增益、深度、聚焦、血流标尺等，使超声图像显示最佳。由于颈前中央区淋巴结位置较深，必要时可降低探头频率进行扫查。

【扫查方法】

多切面扫查甲状腺及其周围，特别是甲状腺下极背侧、气管前方及峡部前方。

【图像分析】

常规超声表现中，中央区淋巴结的大小、淋巴结门结构的有无、血供模式等方面无明显特异性，良恶性的鉴别比较困难。应重点观察淋巴结有无肿大，有无明显液化、钙化及高回声团等可疑转移性淋巴结特征。

正常颈前中央区淋巴结很小，一般无法显示。

桥本甲状腺炎和亚急性甲状腺炎常常合并颈前中央区淋巴结肿大，表现为气管旁、喉前、气管前的淋巴结肿大，边界清晰，形态尚规则，呈均质低回声，淋巴结门显示不清，CDFI 示其一般无明显血流信号显示（图 3-1-7 ～图 3-1-10）。

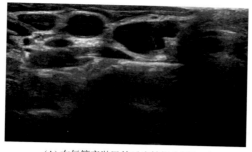

(A) 右气管旁淋巴结反应性增生横切面

(B) 右气管旁淋巴结反应性增生横切面示意图

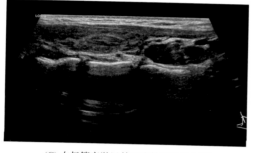

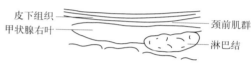

(C) 右气管旁淋巴结反应性增生纵切面

(D) 右气管旁淋巴结反应性增生纵切面手绘图

图3-1-7　桥本甲状腺炎右气管旁淋巴结反应性增生

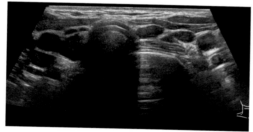

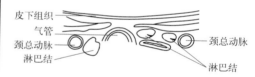

(A) 双侧气管旁淋巴结反应性增生横切面

(B) 双侧气管旁淋巴结反应性增生横切面示意图

图3-1-8　桥本甲状腺炎双侧气管旁淋巴结反应性增生

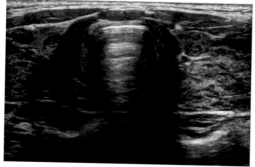

(A) 喉前淋巴结反应性增生横切面

(B) 喉前淋巴结反应性增生横切面示意图

图3-1-9　桥本甲状腺炎喉前淋巴结反应性增生

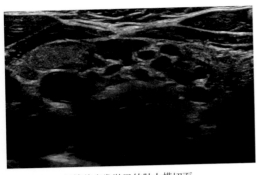
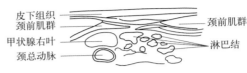

(A) 气管前多发淋巴结肿大横切面　　　　(B) 气管前多发淋巴结肿大横切面示意图

图3-1-10　气管前淋巴结多发淋巴结肿大（反应性增生）

# 3.2　正常颈部淋巴结的超声图像及病变测量

淋巴结肉眼表现为大小不一的形似蚕豆的灰色小体，一侧凹陷，另一侧隆凸。凹陷侧为淋巴结门，有神经及血管出入，隆凸侧则与淋巴管相通（图 3-2-1）。

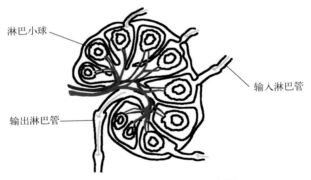

图3-2-1　淋巴结结构示意图

在超声声像图中，淋巴结纵切面呈扁椭圆形或长条形，横切面呈椭圆形，长径（最大纵径，$L$）大多 < 3cm，前后径（最大横径，$T$）< 5mm，$L/T \geq 2$。淋巴结的大小指的是淋巴结纵切面的纵、横线。在同一个切面测量淋巴结的最大纵径（$L$）和最大横径（$T$）（图 3-2-2、图 3-2-3）。

【特别提示】

（1）颈部Ⅵ区淋巴结由于体积都较小，一般直径都小于 10mm，因此通常无法显示淋巴结门结构。部分颈部Ⅲ、Ⅳ区正常淋巴结由于呈细长的椭圆形，呈均质的低回声，无法显示淋巴结门结构（图 3-2-4）。因此，对于以上三个区域不能以淋巴结门显示与否作为判断淋巴结良恶性的标准。

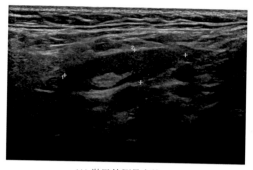
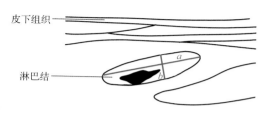

(A) 淋巴结测量方法

(B) 淋巴结测量示意图
a—淋巴结横径；b—淋巴结纵径

图3-2-2　颈侧区淋巴结大小测量方法

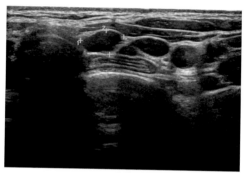
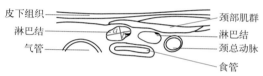

(A) 颈前中央区淋巴结测量方法

(B) 颈前中央区淋巴结测量示意图
a—淋巴结横径　b—淋巴结纵径

图3-2-3　颈前中央区淋巴结大小测量方法

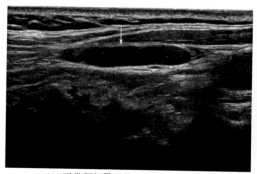
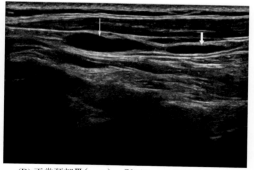

(A) 正常颈部Ⅲ区淋巴结纵切面（→）

(B) 正常颈部Ⅲ区（→）、Ⅳ区（➡）淋巴结纵切面

图3-2-4　正常颈部Ⅲ、Ⅳ区淋巴结

（2）颈部淋巴结的诊断需要遵循分区定位、定性的原则，特别在术前评估时，Ⅲ、Ⅳ区需明确淋巴结与颈内静脉的关系，Ⅴ区需区分ⅤA和ⅤB区（图3-2-5、图3-2-6）。

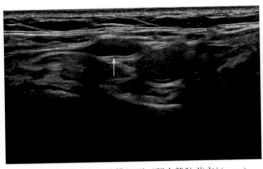
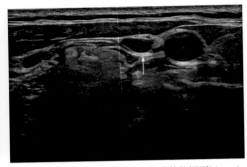

(A) 右颈部Ⅲ区淋巴结横切面（颈内静脉前方）（——）　　(B) 右颈部Ⅲ区淋巴结横切面（颈内静脉深面）（——）

图3-2-5　右颈部Ⅲ区淋巴结横切面（与颈内静脉的关系）

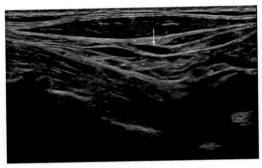
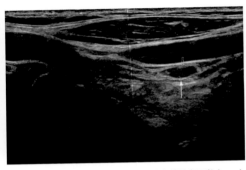

(A) 左颈部Ⅳ区淋巴结纵切面（颈内静脉前方）（——）　　(B) 左颈部Ⅳ区淋巴结纵切面（颈内静脉深面）（——）

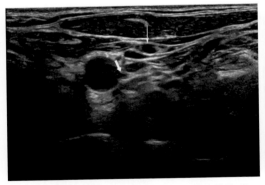
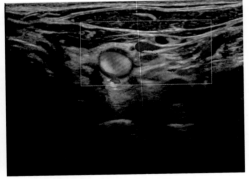

(C) 左颈部Ⅳ区淋巴结横切面（与颈内静脉的关系）　　(D) 左颈部Ⅳ区淋巴结横切面（与颈内静脉的关系）
（——：浅面；➡：深面）

图3-2-6　左颈部Ⅳ区淋巴结横切面（与颈内静脉的关系）

（3）颈部淋巴结定性诊断思路　见图3-2-7。

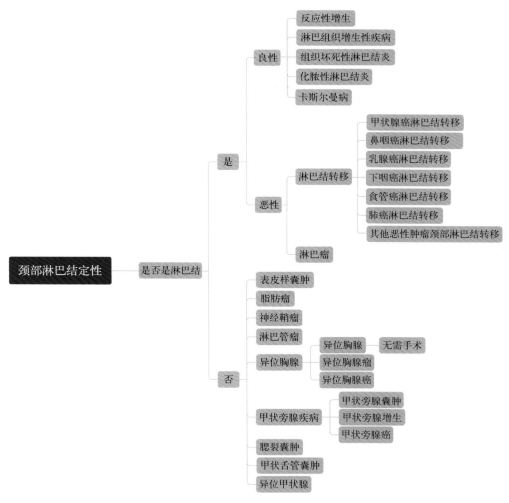

图3-2-7　颈部淋巴结定性诊断思路

# 3.3　甲状腺癌颈部淋巴结转移

【临床特点】

甲状腺癌是头颈部最常见的恶性肿瘤，可分为分化型和未分化型两种，其中分化型甲状腺癌约占所有甲状腺癌的95%，包括甲状腺乳头状癌和甲状腺滤泡癌。甲状腺髓样癌介于分化型与未分化型之间。甲状腺乳头状癌、髓样癌发生颈部淋巴结转移最常见。甲状腺滤泡癌较少发生颈部淋巴结转移，可发生肺转移和骨转移。

甲状腺乳头状癌淋巴结转移常见原发灶同侧、沿淋巴引流路径逐站转移。甲状腺乳头状癌淋巴引流一般首先至气管旁淋巴结，然后引流至颈静脉链淋巴结（Ⅱ～Ⅳ区）和颈后三角淋巴结（Ⅴ区），或沿气管旁向下至上纵隔。其中甲状腺乳头状癌最常转移至Ⅵ区淋巴结，其次是Ⅱ、Ⅲ、Ⅳ、Ⅴ区淋巴结。

甲状腺乳头状癌肿瘤细胞侵入淋巴管道，随着淋巴引流到区域淋巴结。肿瘤细胞先经淋巴管道聚集于边缘窦，而后累及整个淋巴结，导致淋巴结肿大、质地变硬。最后肿瘤细胞经淋巴管道汇入胸导管，进入血液，导致血液转移，临床表现为无痛性肿块，而且短时间内快速增大。

## 【断面显示】

右颈部Ⅲ区转移淋巴结超声横切面、纵切面及示意图见图3-3-1。

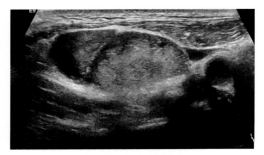

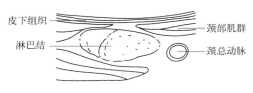

(A) 右颈部Ⅲ区转移淋巴结横切面     (B) 右颈部Ⅲ区转移淋巴结横切面示意图

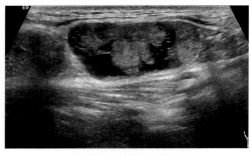

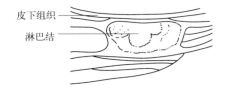

(C) 右颈部Ⅲ区转移淋巴结纵切面     (D) 右颈部Ⅲ区转移淋巴结纵切面示意图

图3-3-1 右颈部Ⅲ区转移淋巴结超声断面显示

## 【超声诊断】

① 甲状腺乳头状癌淋巴引流区域可探及淋巴结肿大。

② $L/T$ 常＜2，趋向于圆形。

③ 皮质增厚呈高回声或者极低回声，也可表现为囊实混合回声。

④ 内见钙化灶，以微钙化或颗粒状钙化为主，粗大钙化少见。

⑤ 边界可清晰或不清晰，淋巴结可融合成团。

⑥ 淋巴结门呈偏心型或淋巴结门显示不清。

⑦ 转移淋巴结表现为边缘血供或者混合血供。

⑧ 淋巴结转移造影表现为不均匀强化，造影剂主要分布于淋巴结边缘区域，走行紊乱。

⑨ 可侵犯颈内静脉，引起颈内静脉局部血流充盈缺如。

颈侧区淋巴结转移超声表现见图 3-3-2 ～图 3-3-5，颈前中央区（Ⅵ）淋巴结转移超声表现见图 3-3-6 ～图 3-3-8。

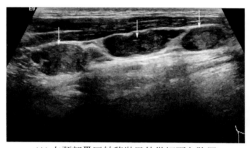
(A) 左颈部Ⅲ区转移淋巴结纵切面灰阶图
（皮质增厚呈团状稍高回声）

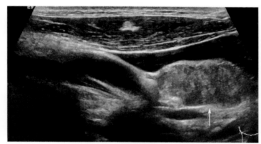
(B) 右颈部Ⅳ区转移淋巴结纵切面灰阶图
（皮质增厚呈团状稍高回声）

图3-3-2　颈侧区淋巴结转移（→）

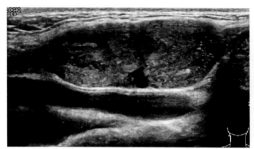
(A) 右颈部Ⅲ区转移淋巴结纵切面灰阶图
（皮质增厚，见团状稍高回声、微钙化）

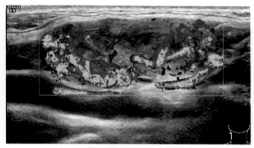
(B) 右颈部Ⅲ区转移淋巴结纵切面彩流图
（皮质增厚，见团状稍高回声、微钙化，血流信号丰富）

图3-3-3　颈部Ⅲ区淋巴结转移（一）

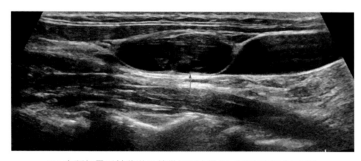
(A) 右颈部Ⅲ区转移淋巴结纵切面灰阶图（呈囊实混合回声）

图3-3-4

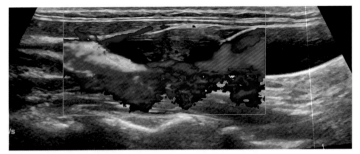
(B) 右颈部Ⅲ区转移淋巴结纵切面彩流图
（呈囊实混合回声，实性区域见少许血流信号）

图3-3-4　颈部Ⅲ区淋巴结转移（二）（→）

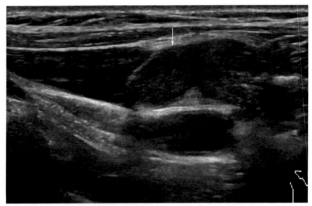
(A) 右颈部Ⅳ区转移淋巴结纵切面灰阶图
（呈不均质低回声，侵犯右颈内静脉）

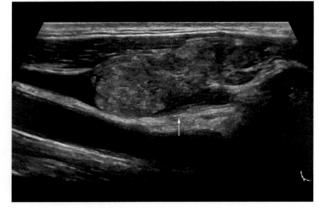
(B) 右颈部Ⅳ区转移淋巴结纵切面灰阶图
（呈不均质稍高回声，侵犯右颈内静脉）

图3-3-5　颈部Ⅳ区淋巴结转移（侵犯颈内静脉）（→）

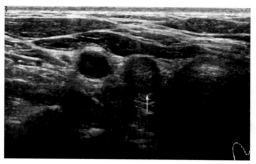

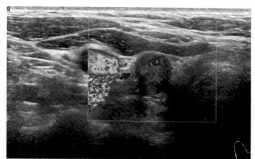

(A) 右侧气管旁淋巴结转移横切面灰阶图
（纵向生长，不均质低回声）

(B) 右侧气管旁淋巴结转移横切面彩流图
（见少许血流信号）

图3-3-6　颈部Ⅵ区淋巴结转移（ → ）

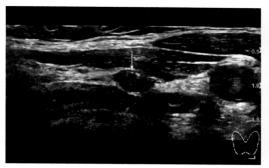

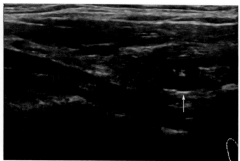

(A) 左颈部Ⅵ区淋巴结转移横切面灰阶图
（内见微钙化）

(B) 右颈部Ⅵ区淋巴结转移纵切面灰阶图
（内见微钙化）

图3-3-7　颈部Ⅵ区（双侧气管旁）淋巴结转移（ → ）

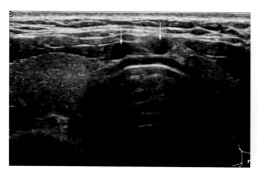

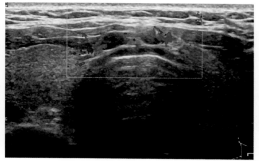

(A) 喉前淋巴结转移横切面灰阶图
（类圆形，欠均质低回声）

(B) 喉前淋巴结转移横切面彩流图
（见稍丰富血流信号）

图3-3-8　颈部Ⅵ区（喉前）淋巴结转移（ → ）

## 【鉴别诊断】

甲状腺癌术后转移性淋巴结具有甲状腺癌淋巴结转移的一般特征，需要和颈部淋巴瘤、淋巴结结核、脂肪坏死、肉芽组织增生、创伤性神经瘤以及颈部正常结构进行鉴别，也需要与其他肿瘤来源的转移淋巴结相鉴别。

（1）淋巴瘤　多见于颈部及锁骨上，皮质增厚多为低回声或极低回声，典型者内可见点线或网格状稍高回声，血流信号丰富、紊乱（图3-3-9）。甲状腺癌淋巴结转移皮质增厚呈高回声或者极低回声，可发生囊变或钙化，可与淋巴瘤相鉴别。如果能同时发现同侧甲状腺恶性病变，能进一步确定甲状腺癌淋巴结转移。

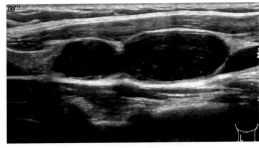
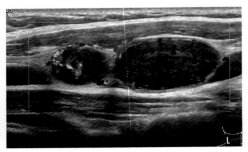

(A) 右颈部Ⅲ区淋巴瘤纵切面灰阶图　　　　(B) 右颈部Ⅲ区淋巴瘤纵切面彩流图

图3-3-9　弥漫大B细胞淋巴瘤

双侧颈部可见多个异常结构淋巴结回声，边界清，形态尚规则，皮质增厚呈欠均质极低回声，内可见点状稍高回声，淋巴结门显示不清，CDFI示其内可见丰富、紊乱的血流信号。病理：弥漫大B细胞淋巴瘤

（2）淋巴结结核　淋巴结结核和甲状腺癌淋巴结转移均可以出现钙化灶。结核性淋巴结常见粗大、斑片状或条状钙化（图3-3-10、图3-3-11），而甲状腺癌淋巴结转移的钙化多为颗粒状、乳头状、不规则状，以颗粒状钙化多见。淋巴结结核血流信号无或仅有少许，而甲状腺癌淋巴结转移一般血流信号丰富、紊乱。两者都可以出现囊性变或液化，甲状腺癌淋巴结转移一般囊液透声好，而淋巴结结核液化暗区透声差。

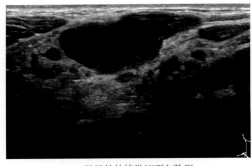
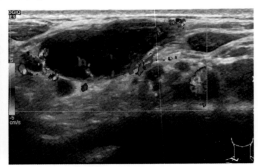

(A) 淋巴结结核纵切面灰阶图　　　　(B) 淋巴结结核纵切面彩流图

图3-3-10　淋巴结结核（一）

右侧锁骨上区可见异常结构淋巴结回声，形态欠规则，皮质增厚呈低回声，内可见透声差的液性暗区，淋巴结门显示不清，CDFI示其内部可见少许血流信号。超声提示：右侧锁骨上区异常结构淋巴结肿大，建议活检。手术切除后组织病理：淋巴结结核

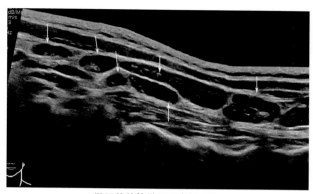

淋巴结结核纵切面宽景成像

图3-3-11 淋巴结结核（二）（→）

右侧颈部Ⅱ、Ⅲ、Ⅳ区可见多个异常结构淋巴结回声，形态尚规则，皮质增厚呈低回声，内可见粗大、斑片状钙化，淋巴结门显示不清。超声提示：右侧颈部Ⅱ、Ⅲ、Ⅳ区多发异常结构淋巴结肿大，考虑淋巴结结核可能。手术切除后组织病理：淋巴结结核

## 【特别提示】

甲状腺乳头状癌容易发生淋巴结转移，甚至在甲状腺乳头状癌病灶极其微小的时候就可以发生淋巴结转移。甲状腺乳头状癌是一种高分化的甲状腺恶性肿瘤，肿瘤细胞具有甲状腺滤泡类似功能，能够摄取碘（I）并合成甲状腺球蛋白。因此，甲状腺乳头状癌发生淋巴结转移时，淋巴结内肿瘤细胞可以合成甲状腺球蛋白，与超声声像图所观察到的淋巴结内颗粒状强回声对应。尽管有淋巴结转移的患者复发可能较大，但以寿命作为研究结局，发生颈部淋巴结转移患者与无颈部淋巴结转移患者的寿命长短并无明显差异。除此之外，研究发现部分甲状腺乳头状癌颈部淋巴结转移病变内颗粒状强回声可伴有"彗星尾"征（图3-3-12）。

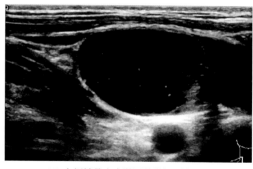 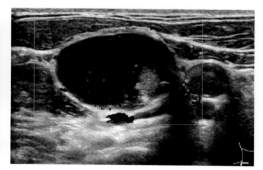

(A) 右侧锁骨上窝淋巴结纵切面灰阶图　　　(B) 右侧锁骨上窝淋巴结横切面彩流图

图3-3-12 甲状腺乳头状癌右侧锁骨上窝淋巴结转移

右侧锁骨上窝可见一囊性为主的囊实混合回声肿块，形态尚规则，边缘尚规整，内部大部分以囊性暗区为主，暗区内可见点状强回声伴彗星尾征，可见小部分实性中等回声区域，CDFI示其周边及内部实性区域内可见少许血流信号。超声提示：右侧锁骨上窝囊性为主的囊实混合回声肿块，不排除甲状腺癌淋巴结转移可能。手术后组织病理：右侧锁骨上窝淋巴结转移癌伴囊性变

# 第4部分

# 病例分析与诊断报告书写

## 4.1 病例分析

### 4.1.1 颈部神经鞘瘤

【规范化报告】

**超声所见：**

① 右侧颈部ⅡA区可见两个低回声肿块，大小约15mm×9mm、17mm×9mm，边界清，形态规则，内回声不均匀，未见淋巴结门结构显示，CDFI示其内见少量血流信号（图4-1-1）。

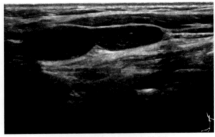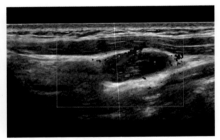

(A) 神经鞘瘤纵切面灰阶图  (B) 神经鞘瘤纵切面彩流图

图4-1-1 右颈前神经鞘瘤

② 双侧颈部Ⅰ、Ⅲ、Ⅳ区及左侧颈部Ⅱ区未见明显异常结构淋巴结回声。

③ 颈部Ⅴ区、Ⅶ区未见明显肿大淋巴结回声。

**备注：**

患者甲状腺右叶提示：C-TIRADS 4C类，手术后病理：甲状腺髓样癌。

**超声提示：**

① 右侧颈部ⅡA区低回声肿块，不排除淋巴结转移可能。

② 手术后组织病理

右侧颈部ⅡA区肿物：神经鞘瘤。

## 【病例分析】

（1）神经鞘瘤起源于外周神经鞘，该病多见于青壮年，无性别差异，25%～45%发生于头颈部，多位于颈部大血管周围。肿块包膜完整，生长缓慢，呈偏心生长，压迫但不浸润神经，触诊时肿块的活动方向与神经干相垂直。当瘤体较大时，可出现坏死、液化、钙化、出血及透明样变等退行性病变。超声表现：神经鞘瘤多为单发，偶有多发肿块，多发者可排列成串珠状。瘤体呈椭圆形、葫芦形或纺锤形，境界清晰，多数包膜完整。肿块后方回声可增强。肿块实质呈低回声或中等回声，少数表现类似无回声，内部回声通常尚均匀。神经鞘瘤内部出现液性无回声及点片状、团状强回声是其较具特征性的表现。彩色多普勒示肿块内部血流信号较丰富（图4-1-2）。

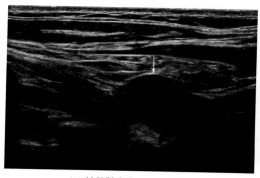 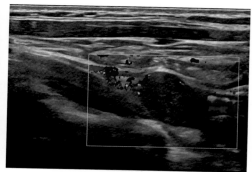

(A) 神经鞘瘤纵切面灰阶图　　　　　　　(B) 神经鞘瘤纵切面彩流图

图4-1-2　左颈部Ⅳ区神经鞘瘤（ →）

（2）甲状腺癌淋巴结转移最常见的部位是同侧颈部Ⅵ区，其次为同侧颈侧区Ⅲ、Ⅳ区，颈部Ⅱ区及Ⅴ区也可出现，Ⅰ区和ⅡA区比较少见。此患者颈部Ⅵ、Ⅲ、Ⅳ区均未见明显异常结构淋巴结回声，仅在颈部ⅡA区出现肿块，不符合甲状腺癌颈部淋巴结转移路径的特点。

（3）甲状腺癌颈部淋巴结转移的典型超声声像图　皮质增厚，出现微钙化、囊性变、团状高回声，淋巴结门消失；CDFI示其内部血流信号丰富（图4-1-3）。但回顾性分析此患者的声像图：肿块呈不均质低回声，但内部无明显囊性变、微钙化、团状高回声区等，而纵切面似与神经相连，考虑甲状腺癌颈部淋巴结转移的依据不足。

（4）总结　位于颈部大血管周围的神经鞘瘤容易被误诊为异常结构的淋巴结。因此，对于甲状腺可疑恶性结节同时合并颈部肿物，应该仔细分析其超声声像图及其周围毗邻结构。

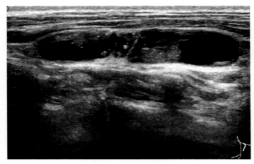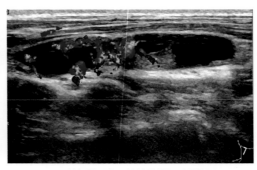

(A) 颈部Ⅲ区淋巴结转移纵切面灰阶图　　　　(B) 颈部Ⅲ区淋巴结转移纵切面彩流图

图4-1-3　甲状腺癌颈部淋巴结转移

## 4.1.2　鼻咽癌淋巴结转移

【规范化报告】

**超声所见：**

① 右侧腮腺下方可见一低回声团块，大小约 23mm×21mm×18mm，边界清，形态规则，内部回声尚均匀，后方回声稍增强，CDFI 示其内未见明显血流信号（图 4-1-4）。

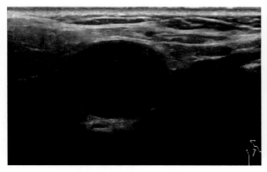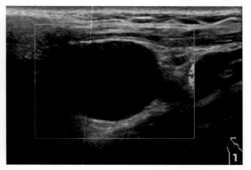

(A) 颈部ⅡA区肿物纵切面灰阶图　　　　(B) 颈部ⅡA区肿物纵切面彩流图

图4-1-4　鼻咽癌淋巴结转移

② 双侧颈部Ⅰ、Ⅱ、Ⅲ、Ⅳ区未见明显异常结构淋巴结回声。

③ 颈部Ⅴ、Ⅶ区未见明显肿大淋巴结回声。

**备注：**

患者甲状腺右叶提示：C-TIRADS 4A 类（考虑结节性甲状腺肿可能性大）。手术后病理：结节性甲状腺肿伴胶原化。

**超声提示：**

① 右侧腮腺下方低回声团块，不排除鳃裂囊肿可能，建议活检。

② 双侧颈部Ⅰ、Ⅱ、Ⅲ、Ⅳ区淋巴结可显示（良性形态）。

**手术后组织病理：**

右侧腮腺下方肿物：鼻咽癌淋巴结转移。鼻咽镜下鼻咽肿物病理：未分化型非角化性癌。

【病例分析】

（1）转移性淋巴结约占颈部肿块的3/4，发病率仅次于慢性淋巴结炎和甲状腺疾病，原发灶多位于头颈部，以鼻咽癌和甲状腺癌最多见。鼻咽癌较常发生颈部淋巴结转移，多发生于Ⅱ区，Ⅲ区次之（图4-1-5）。由于鼻咽癌发生颈部淋巴结转移的超声表现无特异性，比较容易误诊为淋巴瘤或淋巴结结核。

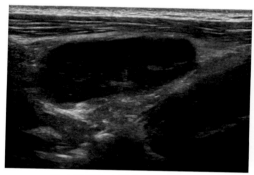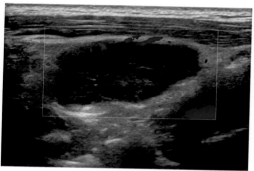

(A) 左颈部ⅡA区肿物纵切面灰阶图  (B) 左颈部ⅡA区肿物纵切面彩流图

图4-1-5 鼻咽癌淋巴结转移

（2）此患者因为院外超声提示甲状腺右叶结节C-TIRADS 4A类入院手术，术前在我院常规行颈部淋巴结评估时发现右腮腺下方低回声团块，手术切除后意外发现。其病情被低估的原因有：甲状腺右叶结节虽然可以评估为4A类，但考虑良性的可能性大，且颈部肿物所在的位置既不符合甲状腺癌颈部淋巴结转移的常规转移路径，也不符合其典型超声声像图特征；肿物位于腮腺下方，边缘光滑，所用的超声设备比较旧，故而对血流不敏感，检查过程中也未进行血流参数的调节，因此将极低回声误判为表现为低、无回声的黏稠液体。但由于术前和临床进行了有效沟通，且此女性为71岁的老年女性，在进行甲状腺手术时同时切除颈部肿物送检，故而明确诊断。

（3）总结　认真思考，对于以极低回声或低、无回声为表现的肿物，一定要特别注意超声参数的调节，看看其内部是否有血流，必要时也可结合超声造影，从而鉴别是实性还是稠液性。

（4）鳃裂囊肿为颈部常见的良性病变，超声声像图表现为：腮腺内无回声或不均质低无回声，形态规则，无回声可透声好或透声欠佳，见密集的点状弱回声，后方回声增强，CDFI示其内部未见明显血流信号。表现为稠液性的鳃裂囊肿由于超声医生经验不足而容易误诊为恶性（图4-1-6）。结合彩色多普勒超声检查，对于鉴别鳃裂囊肿和颈部淋巴结转移具有重要的临床意义。

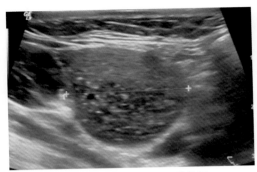
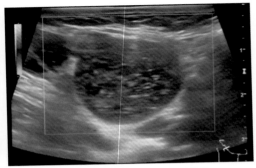

(A) 右侧腮腺下方肿物纵切面灰阶图 　　　　　　(B) 右侧腮腺下方肿物纵切面彩流图

图4-1-6　鳃裂囊肿（稠液性）

## 4.1.3　淋巴结结核（累及甲状腺）

【规范化报告】

（1）甲状腺探查

患者，男，72 岁，左颈部肿物 1 个月余。

**超声所见：**

① 甲状腺形态大小正常，包膜完整，尚光滑。

② 甲状腺左叶实质内可见多个极低回声结节，大小 3 ～ 9mm，较大者大小及位置分别为 9mm×8mm×4mm（中下部紧贴前被膜）、7mm×7mm×4mm（中下部），边缘模糊，纵横比＜1，内回声尚均匀，内未见明显点状强回声，后方回声无明显变化，CDFI 示上述结节内部可见少许血流信号［图 4-1-7（A）～（C）］。

③ 甲状腺右叶及峡部实质回声均匀，未见明显肿块回声，CDFI 示其内部血流信号分布未见明显异常。

④ 左颈部Ⅵ区可见一淋巴结回声，大小约 6mm×4mm，边界清，形态欠规则，呈欠均质低回声，淋巴结门显示不清，CDFI 示其内部未见明显血流信号。

⑤ 右颈部Ⅵ区、喉前、气管前未见明显肿大淋巴结回声。

**超声提示：**

① 甲状腺左叶下部片状低回声区，C-TIRADS 4B 类（不排除甲状腺内转移癌可能）。

② 甲状腺右叶及峡部未见明显异常。

③ 左颈部Ⅵ区淋巴结肿大，不排除淋巴结转移可能。

（2）颈部淋巴结探查

**超声所见：**

① 左侧颈部Ⅱ、Ⅲ、Ⅳ、Ⅴ区可见多个异常结构淋巴结回声，呈串珠样分布，较大者大小约 20mm×8mm（Ⅱ区）、22mm×12mm（Ⅲ区）、18mm×10mm（Ⅳ区）、

17mm×6mm（Ⅴ区），边界尚清，形态欠规则，部分呈融合状，呈均质低回声，淋巴结门显示不清，CDFI示其内部未见明显血流信号［图4-1-7（D）～（E）］。

②颈部Ⅰ区及右侧颈部Ⅱ、Ⅲ、Ⅳ、Ⅴ区未见明显异常结构淋巴结回声。

③颈部Ⅶ区未见明显肿大淋巴结回声。

**超声提示：**

左侧颈部Ⅱ、Ⅲ、Ⅳ、Ⅴ区多发异常结构淋巴结肿大，考虑淋巴结转移可能。

**手术后病理：**

甲状腺左叶及颈部Ⅲ区切检：送检多为坏死物，符合慢性肉芽肿性炎，考虑淋巴结结核。

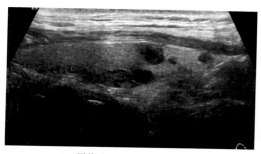

(A) 甲状腺左叶纵切面灰阶图

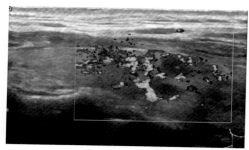

(B) 甲状腺左叶纵切面彩流图

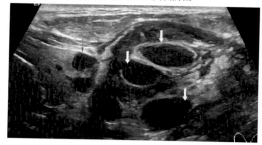

(C) 甲状腺左叶及左颈部淋巴结横切面灰阶图

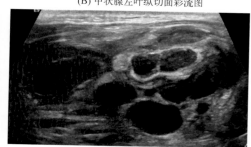

(D) 左颈部淋巴结纵切面灰阶图

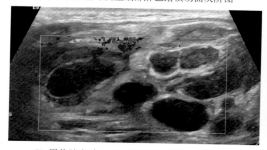

(E) 甲状腺左叶及左颈部淋巴结横切面彩流图

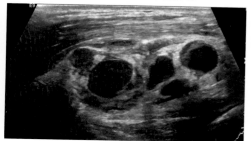

(F) 左颈部淋巴结纵切面灰阶图

图4-1-7　左颈部淋巴结结核（累及甲状腺）

——：病灶；➡：淋巴结

**【病例分析】**

（1）淋巴结结核多见于儿童和青年人，少数继发于肺或支气管的结核病变，但只有在人体抗病能力低下时才能引起发病。患者表现为低热、盗汗、食欲缺乏、消瘦等全身中毒症状，局部可触及多个大小不等的肿大淋巴结，初期肿大的淋巴结较硬、无痛、可推动。多累及整个解剖区域及相邻解剖区域。在颈部，淋巴结结核主要发生于颈后三角和锁骨上窝，外形也通常呈圆形。淋巴结结核发生囊性坏死的概率比淋巴结的其他疾病明显高，部分可见大片状坏死液性暗区，且液性暗区透声差。当发现淋巴结内出现透声差的液化坏死时可高度提示淋巴结结核（图4-1-8）。晚期可出现伴声影的团状或点状强回声，尤其见于抗结核治疗后（图4-1-9），但这种声像图要注意与恶性肿瘤继发淋巴结转移相鉴别。由于淋巴结髓质的破坏，76%以上的淋巴结门消失。

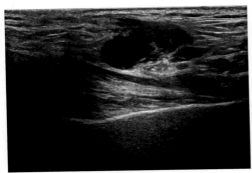

(A) 右锁骨上窝淋巴结纵切面灰阶图

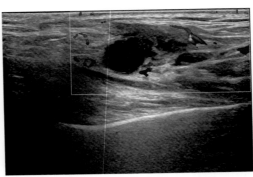

(B) 右锁骨上窝淋巴结纵切面彩流图

图4-1-8　淋巴结结核（伴坏死液化）

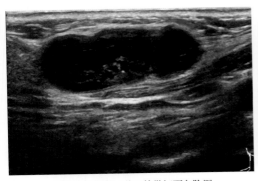

(A) 右颈部Ⅱ区淋巴结纵切面灰阶图

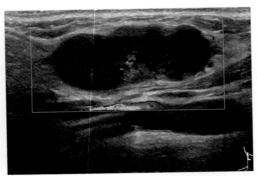

(B) 右颈部Ⅱ区淋巴结纵切面彩流图

图4-1-9　淋巴结结核（伴点状钙化）

（2）甲状腺结核属罕见疾病，分为原发性和继发性，以继发性居多。甲状腺结核大多数起病缓慢、病史长、症状不显著。其在病理上主要分为三类：①以增生为主的结核结节，又称结核性肉芽肿；②以干酪样坏死为主的结节；③增生、坏死、纤维化同时存在的结节。甲状腺及颈部淋巴结同时受结核杆菌感染者实属少见，文献上仅见个案报道。

（3）总结　此患者甲状腺左叶下部片状低回声区与颈部淋巴结超声声像图表现有相似之处，考虑为同一来源，但由于患者为72岁老年男性，病程较短，既往无肺结核等病史，异常结构的淋巴结声像图不典型，也无典型淋巴结结核的片状液化坏死及淋巴结内粗大钙化等，当时考虑为继发性恶性肿瘤。因此，对于异常结构的淋巴结肿大，均需要穿刺活检或手术切除后行病理检查，进一步明确诊断。

### 4.1.4　甲状腺癌伴颈前中央区淋巴结转移

【规范化报告】

**超声所见：**

① 甲状腺体积在正常范围，被膜完整。

② 甲状腺右叶下部可见一实性极低回声结节，大小约10mm×8mm×8mm，边缘不光整，纵横比=1，内回声尚均匀，未见明显微小点状强回声，后方回声无明显变化。CDFI示结节内部及周边可见少许血流信号［图4-1-10（A）、（B）］。

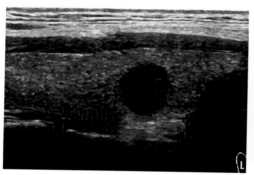
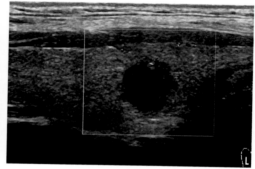

(A) 甲状腺右叶结节纵切面灰阶图　　　　　(B) 甲状腺右叶结节纵切面彩流图

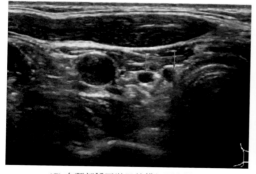
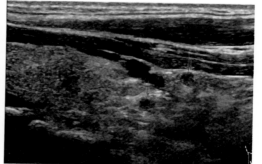

(C) 右颈部Ⅵ区淋巴结横切面灰阶图　　　　(D) 右颈部Ⅵ区淋巴结纵切面灰阶图

图4-1-10　甲状腺癌伴颈前中央区（Ⅵ区）淋巴结转移（➡）

③ 甲状腺左叶及峡部实质回声均匀，未见明显肿块回声，CDFI示其内部血流分布未见异常。

④ 右颈部Ⅵ区可见两个异常结构淋巴结回声，大小约4mm×2mm、3mm×3mm（内似可见微小点状强回声），边界清，形态欠规则，呈欠均质低回声，淋巴结门显示不清，CDFI示其内部可见少许血流信号 [图4-1-10（C）、（D）]。

⑤ 喉前、气管前及左颈部Ⅵ区未探及明显肿大淋巴结回声。

**超声提示：**

① 甲状腺右叶下部小结节，C-TIRADS 5类（考虑甲状腺微小癌）。

② 甲状腺左叶及峡部未见明显异常。

③ 右颈部Ⅵ区异常结构淋巴结肿大，考虑淋巴结转移可能。

**手术后组织病理：**

甲状腺右叶微小乳头状癌。喉前淋巴结2枚，1枚见转移；右颈部Ⅵ区淋巴结13枚，9枚见转移。

**【病例分析】**

（1）此患者甲状腺右叶结节，实性，极低回声，纵向生长，按照2020年C-TIRADS分类，进行4B类以上的分类并不困难。但此患者结节较小，约为9mm，结节内部无微钙化，也无气管及包膜侵犯，为45岁的男性，患者此前已经反复多家医院就诊，但在是否行手术切除治疗方面有争议。

（2）此患者在多家医院反复评估后，在我院再次行彩超检查时发现颈前中央区有2个可疑转移的淋巴结并决定手术。但手术后组织病理发现右颈部Ⅵ区有9枚淋巴结转移。颈前中央区淋巴结不易准确评估的原因在于：位置过深、淋巴结过小、超声医生认识不足，以及甲状腺体积增大、下极延长遮挡等。因此，需要提高对颈前中央区淋巴结的认识，并进行规范化的培训和扫描，方能提高检查的准确性，协助临床更好地决策手术方式及手术时机。

## 4.1.5 隐匿型甲状腺癌伴颈部淋巴结转移

患者，女，30岁，发现颈部肿物10余天。

**【规范化报告】**

（1）甲状腺探查

**超声所见：**

① 甲状腺体积在正常范围。被膜完整、欠光滑。实质回声稍增粗，分布欠均。CDFI示其血流信号分布未见明显异常。

② 甲状腺右叶中下部实质内可见数个散在分布的微小点状强回声，未见明显肿块回声 [图4-1-11（A）、（B）]。

③ 甲状腺左叶及峡部未见明显肿块回声。

④ 颈部Ⅵ区可见数个淋巴结回声，较大者大小约 5mm×3mm（右颈部Ⅵ区）、7mm×3mm（左颈部Ⅵ区），边界清，形态欠规则，呈欠均质低回声，未见明显点状强回声，淋巴结门显示不清，CDFI 示其内部未见明显血流信号。

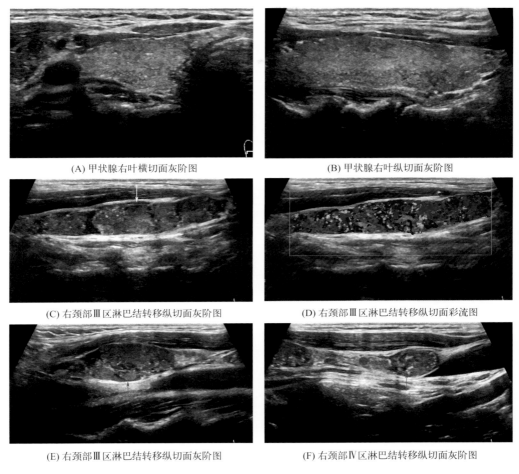

(A) 甲状腺右叶横切面灰阶图　　　　　　　(B) 甲状腺右叶纵切面灰阶图

(C) 右颈部Ⅲ区淋巴结转移纵切面灰阶图　　(D) 右颈部Ⅲ区淋巴结转移纵切面彩流图

(E) 右颈部Ⅲ区淋巴结转移纵切面灰阶图　　(F) 右颈部Ⅳ区淋巴结转移纵切面灰阶图

图4-1-11　隐匿型甲状腺癌伴颈侧区淋巴结转移（→）

**超声提示：**

① 甲状腺右叶内散在微小钙化，未见明显占位，不排除隐匿型甲状腺癌可能，建议活检。

② 甲状腺实质回声稍增粗，不排除桥本甲状腺炎可能。

③ 颈部Ⅵ区淋巴结肿大，形态及结构欠佳，建议活检。

（2）颈部淋巴结探查

**超声所见：**

① 右侧颈部Ⅲ、Ⅳ区可见多个异常结构淋巴结回声，较大者大小约 26mm×

11mm（Ⅲ区）、17mm×8mm（Ⅲ区）、22mm×8mm（Ⅳ区），边界清，形态欠规则，部分呈融合状，呈实性不均质回声，内可见多个微小点状强回声，淋巴结门显示不清，CDFI示其内部可可见丰富的血流信号［图 4-1-11（C）～（F）］。

② 双侧颈部Ⅰ、Ⅱ区及左侧颈部Ⅲ、Ⅳ区未见明显异常结构淋巴结回声。

③ 颈Ⅴ、Ⅶ区未见明显肿大淋巴结回声。

**超声提示：**

右侧颈部Ⅲ、Ⅳ区多发淋巴结转移（高度可疑甲状腺癌来源）。

（3）手术后组织病理

右侧叶甲状腺微小乳头状癌，单一病灶，直径约 1mm。

（右侧Ⅵ区淋巴结）5 枚，其中 1 枚可见癌转移（1/5）。

（右侧Ⅱ区淋巴结）1 枚，未见癌（0/1）。

（右侧Ⅲ区淋巴结）6 枚，均可见癌转移（6/6）。

（右侧Ⅳ区淋巴结）9 枚，其中 1 枚可见癌转移（1/9）。

（左侧Ⅵ区淋巴结）4 枚，均未见癌（0/4）。

（喉前淋巴结）2 枚，均未见癌（0/2）。

（甲状腺峡部）送检甲状腺组织，未见癌。

（左侧甲状腺肿物）送检甲状腺组织，伴局灶性淋巴细胞性甲状腺炎，未见癌。

【病例分析】

（1）隐匿型甲状腺癌　病灶直径小于 0.5cm 的甲状腺癌称为隐匿型甲状腺癌。部分文献报道指出，隐匿型甲状腺癌具有低侵袭性和生物学行为趋于良性的特点。

（2）隐匿型甲状腺癌发生区域淋巴结转移率为 30%～50%，甚至更高。可发生远处转移（骨转移、肺转移），其危险性不容小觑。分化型甲状腺癌骨转移后患者的生存情况，国外有学者报道，其 5 年生存率为 25%～41%，而国内学者报道多有不同，有部分报道患者 5 年生存率达到 71%。

（3）此患者颈侧区淋巴结具有典型甲状腺癌淋巴结转移的声像图特点：多发，团状稍高回声、多发微钙化，囊性变，淋巴结门消失，血流信号丰富，超声医生要考虑转移性淋巴结的可能。此报告比较值得大家学习的地方是：提示了淋巴结转移且高度可疑甲状腺癌来源；同时，依据甲状腺右叶实质内散在微钙化，提示不排除隐匿型甲状腺癌的可能。因此，此患者在进行淋巴结穿刺后即进行了手术，避免了诊断不明确而不断增加检查，除了延误患者的治疗，同时也增加了患者的医疗费用。

（4）总结　掌握常见病变的超声声像图表现对于超声的正确诊断具有重要的意义。同时，对于甲状腺内未见明显结节，仅表现为较聚集的微钙化的患者，也不能排除甲状腺乳头状癌的可能，要进行随访并注意评估颈侧区淋巴结。

## 4.1.6　甲状腺微小乳头状癌伴颈部淋巴结转移

**【规范化报告】**

（1）甲状腺探查

**超声所见：**

① 甲状腺体积在正常范围。

② 甲状腺左叶上部可见一低回声结节，大小约 11mm×10mm×8mm，边缘不光整，纵横比＜1，内回声不均匀，内可见多个微小点状强回声，后方回声稍衰减，后被膜局部不连续 ［图 4-1-12（A）、(B)]。CDFI 示结节内部及周边可见少许血流信号。

③ 甲状腺右叶及峡部实质回声均匀，未见明显肿块回声，CDFI 示其内部血流分布未见异常。

④ 左侧颈部Ⅵ区可见数个异常结构淋巴结回声，较大者大小约 5mm×3mm，边界清，形态欠规则，呈欠均质低回声，内可见数个微小点状强回声，淋巴结门显示不清，CDFI 示其内部可见少许血流信号 ［图 4-1-12（C）]。

⑤ 右颈部Ⅵ区、喉前、气管前未探及明显肿大淋巴结回声。

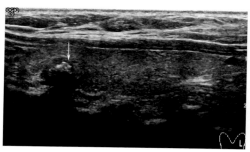

(A) 甲状腺左叶结节纵切面灰阶图

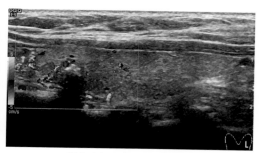

(B) 甲状腺左叶结节纵切面彩流图

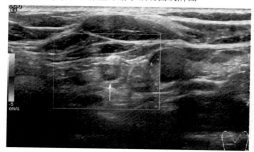

(C) 左颈部Ⅵ区淋巴结横切面彩流图

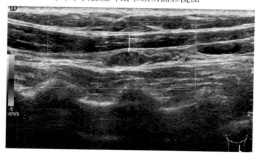

(D) 左颈部Ⅲ区淋巴结纵切面彩流图

图4-1-12　甲状腺微小乳头状癌伴颈部淋巴结转移（一）

**超声提示：**

① 甲状腺左叶上部结节，C-TIRADS 5 类（考虑甲状腺癌）。

② 甲状腺右叶及峡部未见明显异常。

③ 左颈部Ⅵ区异常结构淋巴结肿大，考虑淋巴结转移可能。

（2）双侧颈部淋巴结探查

**超声所见：**

① 左颈部Ⅲ区（颈内静脉中段前方）可见一异常结构淋巴结回声，大小约 8mm×3mm，边界清，形态稍欠规则，呈欠均质稍高回声，淋巴结门显示不清，CDFI 示其内部可见稍丰富的血流信号［图 4-1-12（D）］。

② 双侧颈部Ⅰ、Ⅱ、Ⅳ区及右颈部Ⅲ区未见明显异常结构淋巴结回声。

③ 颈部Ⅴ、Ⅶ区未见明显肿大淋巴结回声。

**超声提示：**

左侧颈部Ⅲ区异常结构淋巴结显示，考虑淋巴结转移可能。

（3）手术后病理

甲状腺左叶：甲状腺微小乳头状癌，癌灶直径 0.7cm。

左侧颈部Ⅵ区 12 枚，2 枚可见癌；喉前淋巴结 1 枚，未见癌；右侧颈部Ⅵ区淋巴结 2 枚，未见癌。

左侧颈部Ⅱ区淋巴结 2 枚，未见癌；左侧颈部Ⅲ区淋巴结 8 枚，3 枚可见癌；左侧颈部Ⅳ区淋巴结 8 枚，未见癌；左侧颈动脉三角淋巴结 1 枚，未见癌。

【病例分析】

（1）2004 年 WHO 把单个癌灶直径≤1cm 的甲状腺癌定义为甲状腺微小癌，最常见的为甲状腺微小乳头状癌。甲状腺微小癌淋巴结转移的高危因素包括多灶、年龄＜45 岁、男性、癌灶内合并微小钙化、侵犯被膜等。2022 年 WHO 内分泌肿瘤分类第五版将≤1cm 的甲状腺乳头状癌不再视为独立的亚型。

（2）总结　对于甲状腺内可疑恶性结节的患者，均应该常规进行颈侧区淋巴结的超声检查及评价。对于颈侧区小于 10mm 的淋巴结，由于超声声像图不典型，且一般正常结构的小淋巴结一般也不显示淋巴结门，容易被漏诊或者低估。因此要特别注意淋巴结内是否有钙化、增强回声以及血流信号是否丰富来进行鉴别诊断。

# 4.2　甲状腺结节诊断报告书写

## 4.2.1　C-TIRADS 4A类

### 4.2.1.1　病例1

**超声所见：**

① 甲状腺体积在正常范围，被膜完整。

② 甲状腺右叶下部可见一低回声结节，大小约 19mm×18mm×15mm，边缘欠光

整，纵横比＜1，内回声不均匀，周边可见粗大强回声斑，未见明显微小点状强回声，后方回声无明显变化。CDFI 示结节内部及周边可见少许血流信号（图 4-2-1）。

③ 甲状腺左叶及峡部实质回声均匀，未见明显肿块回声，CDFI 示其内部血流分布未见异常。

④ 颈部Ⅵ区未探及明显肿大淋巴结回声。

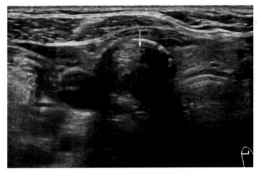
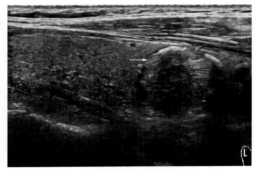

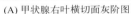
(A) 甲状腺右叶横切面灰阶图　　　　　　　(B) 甲状腺右叶纵切面灰阶图

图4-2-1　结节性甲状腺肿伴钙化（→）

**超声提示：**
① 甲状腺右叶结节，C-TIRADS 4A 类（不排除结节性甲状腺肿伴钙化可能）。
② 甲状腺左叶及峡部未见明显异常。

**超声引导下细针穿刺：**
TBSRTC 分类：Ⅱ类，良性病变（恶性风险 0 ～ 3%），未见恶性肿瘤细胞。

### 4.2.1.2　病例2

**超声所见：**
① 甲状腺大小（上下径 × 左右径 × 前后径）：左叶 57mm×21mm×14mm，右叶 59mm×25mm×17mm，峡部 2mm。

② 甲状腺右叶体积增大，左叶及峡部体积在正常范围，被膜完整。

③ 甲状腺右叶中上部至下部可见一实性低回声结节，大小约 33mm×31mm×21mm，边缘欠光整，纵横比＜1，内回声欠均匀，周边可见尚规则细晕环，内回声欠均匀，内未见明显微小点状强回声，后方回声无明显变化。CDFI 示其周边可见环状血流信号，结节内部可见较丰富的血流信号（图 4-2-2）。

④ 甲状腺左叶及峡部实质回声均匀，未见明显肿块回声，CDFI 示其内部血流分布未见异常。

⑤ 颈部Ⅵ区未探及明显肿大淋巴结回声。

**超声提示：**
① 甲状腺右叶结节，C-TIRADS 4A 类（考虑滤泡性肿瘤可能）。

② 甲状腺左叶及峡部未见明显异常。

**甲状腺右叶手术切除后病理：**甲状腺滤泡性腺瘤。

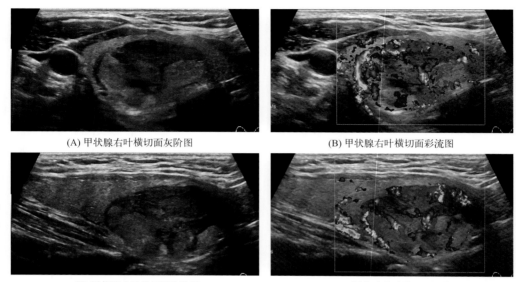

(A) 甲状腺右叶横切面灰阶图　　　　(B) 甲状腺右叶横切面彩流图

(C) 甲状腺右叶纵切面灰阶图　　　　(D) 甲状腺右叶纵切面彩流图

图4-2-2　甲状腺滤泡性腺瘤

## 4.2.2　C-TIRADS 4B类

**超声所见：**

① 甲状腺体积在正常范围，被膜完整。

② 甲状腺左叶下部（横切面靠近气管侧包膜）可见一实性低回声小结节，大小约 8mm×7mm×7mm，边缘不规整，纵切面纵横比 =1，内回声欠均匀，内似可见一点状强回声，后方回声无明显改变，CDFI 示结节内可见少许血流信号（图 4-2-3）。

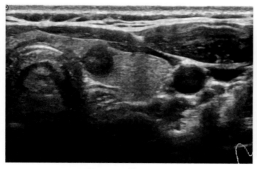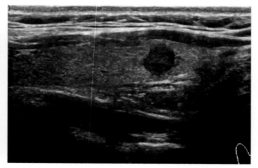

(A) 甲状腺左叶横切面灰阶图　　　　(B) 甲状腺左叶纵切面灰阶图

图4-2-3　甲状腺微小乳头状癌

③ 甲状腺右叶及峡部实质回声均匀，未见明显肿块回声，CDFI 示其内部血流分布未见异常。

④ 颈部Ⅵ区未探及明显肿大淋巴结声像。

**超声提示：**

① 甲状腺左叶小结节，C-TIRADS 4B 类（中度可疑甲状腺微小癌）。

② 甲状腺右叶及峡部未见明显异常。

**手术切除后病理：** 甲状腺左叶微小乳头状癌，直径 6mm。

### 4.2.3　C-TIRADS 4C类

**超声所见：**

甲状腺右叶中部可见两个实性低回声结节，大小及位置为 8mm×7mm×8mm（腹侧紧贴包膜）、3mm×2mm×3mm（近后被膜），边缘不光整，纵横比＞1，内回声不均匀，内未见明显微小点状强回声，后方回声无明显变化，CDFI 示结节内部可见少许血流信号（图 4-2-4）。

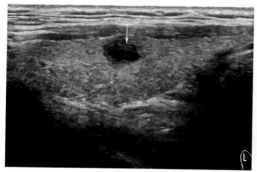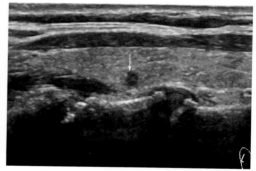

（A）甲状腺右叶纵切面灰阶图（腹侧紧贴包膜）　　　（B）甲状腺右叶纵切面灰阶图（近后被膜）

图4-2-4　甲状腺微小乳头状癌（ → ）

**超声提示：**

甲状腺右叶小结节（2 个），C-TIRADS 4C 类（高度可疑甲状腺微小癌）。

**手术切除后组织病理：**

甲状腺右叶，甲状腺微小乳头状癌（2 个），直径约 8mm、2mm。

### 4.2.4　C-TIRADS 5类（伴可疑颈侧区淋巴结转移）

（1）甲状腺探查

**超声所见：**

① 甲状腺体积在正常范围。

② 甲状腺双侧叶内均可见实性极低回声结节（右1，左2），大小及位置分别为 12mm×9mm×11mm（右叶中部紧贴后被膜）、21mm×8mm×10mm（左叶上部，后被

膜局部不连续，内见微小点状强回声及粗大强回声斑）、5mm×5mm×6mm（左叶中部），边缘不光整，纵横比＞1，内回声不均匀，后方回声稍衰减，CDFI 示结节内部及周边可见少许血流信号［图 4-2-5（A）～（C）］。

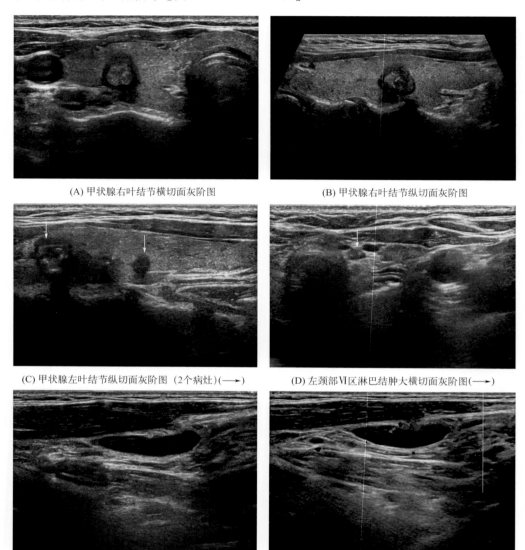

(A) 甲状腺右叶结节横切面灰阶图

(B) 甲状腺右叶结节纵切面灰阶图

(C) 甲状腺左叶结节纵切面灰阶图（2个病灶)(→)

(D) 左颈部Ⅵ区淋巴结肿大横切面灰阶图(→)

(E) 左侧颈部Ⅳ区淋巴结纵切面灰阶图

(F) 左侧颈部Ⅳ区淋巴结纵切面彩流图

图4-2-5　甲状腺双侧叶癌（伴左侧可疑颈侧区淋巴结转移）

③ 甲状腺实质内另可见数个结节回声，范围为 3～9mm，较大者大小及位置分别为 9mm×7mm×4mm（左叶下部，混合回声）、6mm×4mm×4mm（右叶中上部，混合回声），边缘尚光整，纵横比＜1，内回声欠均匀，内未见明显点状强回声，后方回

声稍增强，CDFI 示上述结节内见少量血流信号。

④ 其余甲状腺实质回声均匀，内部血流信号分布未见明显异常。

⑤ 左侧颈部Ⅵ区可见一异常结构淋巴结回声，大小约 4mm×3mm，边界清，形态欠规则，呈欠均质低回声，内可见点状强回声，淋巴结门显示不清，CDFI 示其内部未见明显血流信号 [图 4-2-5（D）]。

⑥ 右侧颈部Ⅵ区、喉前、气管前未探及明显肿大淋巴结回声。

**超声提示：**

① 甲状腺双侧叶内实性极低回声结节（右 1，左 2），C-TIRADS 5 类（考虑甲状腺癌）。

② 甲状腺内其余小结节，C-TIRADS 3 类（考虑结节性甲状腺肿可能）。

③ 左侧颈部Ⅵ区异常结构淋巴结肿大，考虑淋巴结转移可能。

（2）双侧颈部淋巴结探查

**超声所见：**

① 左颈部Ⅳ区可见一淋巴结回声，大小约 22mm×5mm，边界清，形态尚规则，呈欠均质极低回声，淋巴结门显示不清，CDFI 示其内部可见稍丰富的血流信号 [图 4-2-5（E）、（F）]。

② 双侧颈部Ⅰ、Ⅱ、Ⅲ区及右颈部Ⅳ区未见明显异常结构淋巴结回声。

③ 颈部Ⅴ、Ⅶ区未见明显肿大淋巴结回声。

**超声提示：**

左侧颈部Ⅳ区淋巴结肿大，结构欠佳，不排除淋巴结转移可能。

（3）手术后病理

① 左侧甲状腺：2 处病灶，直径分别为 20mm 和 2mm，甲状腺乳头状癌，均为经典型。

② 右侧甲状腺：单一病灶，直径约 9mm，甲状腺乳头状癌，经典型。

③ 左侧颈部Ⅵ区淋巴结 6 枚，其中 1 枚可见癌转移。锥状叶及喉前淋巴结：3 枚，未见癌转移。

④ 左颈部Ⅲ区淋巴结：7 枚，2 枚可见癌转移，癌灶最大直径 1.7mm。左颈部Ⅳ区淋巴结：4 枚，1 枚见微转移。

## 4.2.5 C-TIRADS 6 类（伴颈侧区淋巴结转移）

**超声所见：**

① 甲状腺左叶结节细针穿刺活检术，甲状腺细针穿刺病理学（TBSRTC）分类恶性肿瘤（恶性风险 97% ～ 99%），考虑为乳头状癌。

② 甲状腺体积在正常范围。

③ 甲状腺左叶下部可见一实性低回声结节，大小约 11mm×12mm×11mm，边缘不光整，纵横比＞1，内回声不均匀，内可见微小点状高回声，后方回声稍衰减，气管侧包膜及外侧包膜局部不连续，CDFI 示结节内部可见少许血流信号 [图 4-2-6（A）、（B）]。

④ 甲状腺右叶下部可见一实性低回声小结节，大小约 2mm×3mm×2mm，边缘不光整，纵横比＞1，内回声尚均匀，未见明显微小点状高回声，后方回声稍衰减，CDFI 示结节内部未见明显血流信号［图 4-2-6（C）、（D）］。

⑤ 其余甲状腺实质回声均匀，内血流信号分布未见明显异常。

⑥ 左侧颈部Ⅵ区可见一淋巴结回声，大小 4mm×3mm，边界清，形态欠规则，呈欠均质低回声，淋巴结门显示不清，CDFI 示其内部未见明显血流信号［图 4-2-6（E）、（F）］。

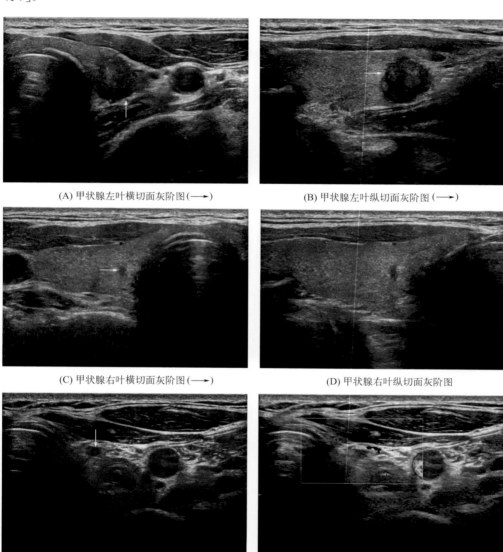

(A) 甲状腺左叶横切面灰阶图（——）          (B) 甲状腺左叶纵切面灰阶图（——）

(C) 甲状腺右叶横切面灰阶图（——）          (D) 甲状腺右叶纵切面灰阶图

(E) 左颈部Ⅵ区淋巴结肿大灰阶图（——）          (F) 左颈部Ⅵ区淋巴结肿大彩流图

图4-2-6　甲状腺乳头状癌

⑦ 右侧颈部Ⅵ区、喉前、气管前未探及明显肿大淋巴结回声。

**超声提示：**

① 甲状腺左叶下部小结节，C-TIRADS 6 类（符合甲状腺乳头状癌）。

② 甲状腺右叶下部小结节，C-TIRADS 4B 类（中度可疑甲状腺微小癌）。

③ 左颈部Ⅵ区淋巴结肿大，考虑淋巴结转移可能。

**手术后组织病理：**

甲状腺左叶乳头状癌，经典型；甲状腺右叶微小乳头癌，经典型；左颈部Ⅵ区淋巴结 2 枚，1 枚见癌转移。

## 4.2.6 颈部淋巴瘤

**超声所见：**

①双侧颈部Ⅰ、Ⅱ、Ⅲ、Ⅳ、Ⅴ区可见多个异常结构淋巴结回声，边界清，形态欠规则，皮、髓质结构分界不清，淋巴结门显示不清，呈欠均质极低回声，左侧较大者大小及位置：28mm×17mm（Ⅱ区）、25mm×12mm（Ⅲ区）；右侧较大者大小及位置：16mm×12mm（ⅠB区）、40mm×22mm（Ⅱ区）、32mm×9mm（Ⅲ区）；CDFI示其内部可见丰富、紊乱的血流信号（图4-2-7）。

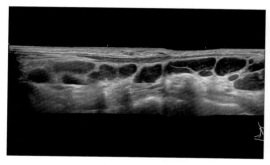

(A) 右颈部多发异常结构淋巴结
纵切面宽景

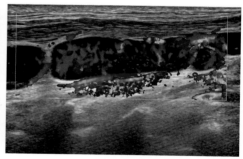

(B) 右颈部多发异常结构淋巴结
纵切面彩流图

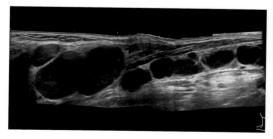

(C) 左颈部多发异常结构淋巴结
纵切面宽景

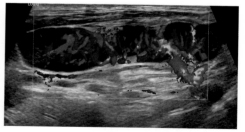

(D) 左颈部多发异常结构淋巴结
纵切面彩流图

图4-2-7 颈部淋巴瘤

② 颈部Ⅶ区未见明显肿大淋巴结回声。

**超声提示：**

双侧颈部Ⅰ、Ⅱ、Ⅲ、Ⅳ、Ⅴ区多发异常结构淋巴结肿大，考虑淋巴瘤可能。

**手术后病理：** T 细胞性淋巴瘤。

## 4.2.7　亚急性甲状腺炎伴C-TIRADS 3类结节

患者，女，60 岁，颈部疼痛 1 周。

**超声所见：**

甲状腺探查［测值（上下径 × 左右径 × 前后径）］：

① 甲状腺左叶 45mm×18mm×17mm，甲状腺右叶 51mm×31mm×17mm，峡部 3mm。

② 甲状腺右叶体积增大，形态饱满，左叶及峡部体积在正常范围。被膜完整。

③ 甲状腺实质回声不均匀，可见片状低回声区，较大的范围约为 45mm×25mm× 11mm（右叶）、30mm×21mm×8mm（左叶中上部至下部），纵横比＜1，内回声欠均匀，未见明显点状高回声，CDFI 示低回声区内未见明显血流信号［图 4-2-8（A）～（E）］。

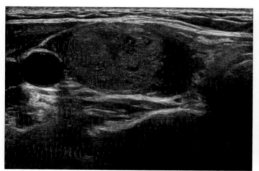

(A) 甲状腺右叶结节横切面灰阶图

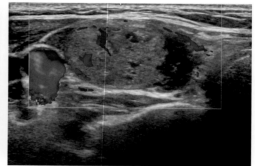

(B) 甲状腺右叶结节横切面彩流图

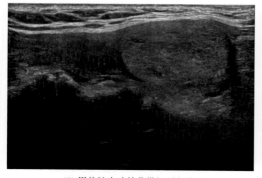

(C) 甲状腺右叶结节纵切面灰阶图

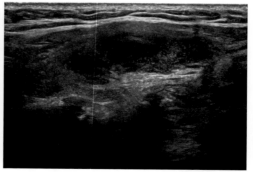

(D) 甲状腺左叶片状低回声区纵切面灰阶图

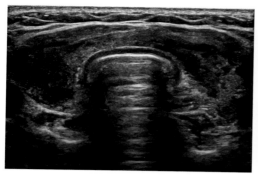
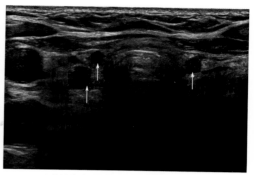

(E) 甲状腺双侧叶片状低回声区横切面灰阶图 （F) 双侧颈部Ⅵ区淋巴结横切面灰阶图（→）

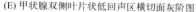

图4-2-8　亚急性甲状腺炎伴C-TIRADS 3类结节

④ 甲状腺右叶下部可见一混合回声结节，大小约为 22mm×2mm×14m，边缘尚光整，纵横比＜1，内回声不均匀，内未见明显点状高回声，后方回声稍增强，CDFI 示结节内部及周边可见少许血流信号 [图 4-2-8（A）～（C）]。

⑤ 颈部Ⅵ区可见数个淋巴结回声，较大者大小约为 5m×3mm（右颈部Ⅵ区），边界清，形态规则，呈均质低回声，CDFI 示其内部未见明显血流信号 [图 4-2-8（F）]。

**超声提示：**

① 甲状腺右叶结节，C-TIRADS 3 类（考虑结节性甲状腺肿可能）。

② 甲状腺实质内局部声像异常，结合临床考虑亚急性甲状腺炎可能。

③ 颈部Ⅵ区淋巴结肿大（良性形态）。

## 4.2.8　C-TIRADS 3类结节

**超声所见：**

甲状腺探查 [测值（上下径 × 左右径 × 前后径）]：

① 甲状腺左叶 50mm×15mm×11mm，甲状腺右叶 52mm×20mm×13mm，峡部 2mm。

② 甲状腺体积在正常范围，被膜完整。

③ 甲状腺实质内可见多个结节回声，范围为 3 ～ 23mm，较大者大小及位置分别为 23mm×9mm×7mm（左叶中下部，实性为主的混合回声）、11mm×11mm×7mm（左叶下部，囊实混合回声）、11mm×9mm×6mm （右叶中下部，实性为主的混合回声），边缘尚光整，纵横比＜1，内回声不均匀，内未见明显点状高回声，后方回声无明显变化，CDFI 示上述结节内见少量血流信号（图 4-2-9）。

④ 其余甲状腺实质回声均匀，内血流信号分布未见明显异常。

⑤ 颈部Ⅵ区未探及明显肿大淋巴结回声。

**超声提示：**

甲状腺多发结节，C-TIRADS 3 类（考虑结节性甲状腺肿可能）。

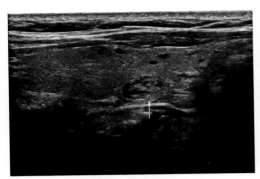
(A) 甲状腺右叶中下部结节纵切面灰阶图（→）

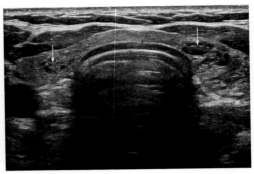
(B) 甲状腺双侧叶横切面多发结节灰阶图（→）

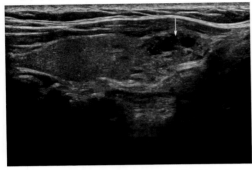
(C) 甲状腺左叶下部结节纵切面灰阶图（→）

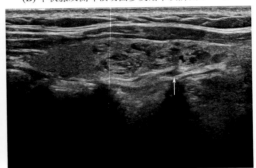
(D) 甲状腺左叶中下部结节纵切面灰阶图（→）

图4-2-9　C-TIRADS 3类多发结节

### 4.2.9　甲状腺功能亢进症

患者有甲状腺功能亢进症病史。

**超声所见：**

甲状腺探查［测值（上下径 × 左右径 × 前后径）］：

① 甲状腺左叶 55mm×20mm×15mm，甲状腺右叶 59mm×23mm×17mm，峡部 2mm。

② 甲状腺右叶体积增大，左叶及峡部体积在正常范围。被膜完整、光滑。甲状腺实质回声增粗、减低，分布欠均匀，内未探及确切肿块回声。CDFI 示其血流信号较丰富（图 4-2-10）。

③ 颈部Ⅵ区可见数个淋巴结回声，较大者大小约为 5mm×3mm（左颈部Ⅵ区），边界清，形态规则，呈均质低回声，CDFI 示其内部未见明显血流信号。

**超声提示：**

① 甲状腺实质弥漫性声像异常，结合临床考虑甲状腺功能亢进症声像。

② 颈部Ⅵ区淋巴结肿大（良性形态）。

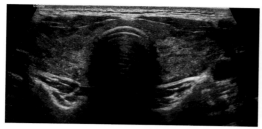 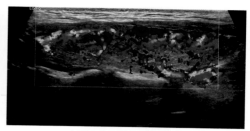

(A) 甲状腺横切面灰阶图 （B) 甲状腺右侧叶纵切面彩流图

图4-2-10　甲状腺功能亢进症

## 4.2.10　桥本甲状腺炎

患者有桥本甲状腺炎伴亚临床甲状腺功能减退病史．

**超声所见：**

甲状腺探查［测值（上下径 × 左右径 × 前后径）］：

①甲状腺左叶 82mm×28mm×26mm，右叶 65m×28mm×24mm，峡部 8mm。

②甲状腺体积增大，被膜完整、欠光滑，实质回声明显增粗、减低，分布不均，内未探及确切肿块回声，CDFI 示其血流信号增多、较丰富（图 4-2-11）。

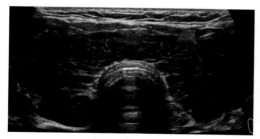 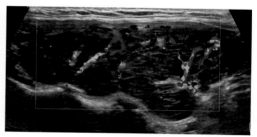

(A) 甲状腺横切面灰阶图 （B) 甲状腺右侧叶纵切面彩流图

图4-2-11　桥本甲状腺炎

③ 颈部Ⅵ区可见数个淋巴结回声，较大者大小约为 7mm×4mm（左颈部Ⅵ区），边界清，形态规则，呈均质低回声，CDFI 示其内部未见明显血流信号。

**超声提示：**

① 甲状腺增大并实质弥漫性声像异常，考虑桥本甲状腺炎声像。

② 颈部Ⅵ区淋巴结肿大（良性形态）。

**实验室检查：**TSH 5.986mIU/L（0.55 ～ 4.78mIU/L），抗甲状腺球蛋白抗体（anti-TGAb）＞ 500U/ml，抗甲状腺过氧化物酶抗体（anti-TPoAb）1080U/ml（参考值＜60U/ml）。

# 第5部分

# 颈部淋巴结分区及甲状腺结节超声分类评估视频

## 5.1　甲状腺及其周围结构的识别与颈部淋巴结分区

## 5.2　甲状腺结节的超声分类评估

# 参考文献

［1］ 中华医学会超声医学分会浅表器官和血管学组，中国甲状腺与乳腺超声人工智能联盟，詹维伟，等.2020甲状腺结节超声恶性危险分层中国指南：C-TIRADS［J］.中华超声影像学杂志，2021，30（3）：185-200.

［2］ 肖利华，宁永见，唐志萍.6例食管平滑肌瘤的临床和影像学诊断［J］.中国医学影像学杂志，2005（04）：302-303.

［3］ 黄隆盛，王锐，李琴，等.88例甲状腺继发性肿瘤临床病理分析［J］.四川大学学报：医学版，2022，53（04）：707-710.

［4］ Matrone A，Gambale C，Biagini M，et al. Ultrasound features and risk stratification systems to identify medullary thyroid carcinoma［J］. European Journal of Endocrinology，2021，185（2）：193-200.

［5］ Al-Rawi M，Wheeler M H. Medullary thyroid carcinoma–update and present management controversies［J］. The Annals of The Royal College of Surgeons of England，2006，88（5）：433-438.

［6］ 易建玮，易加朝，吴荣兴，等.MRI在维持性血液透析患者甲状旁腺增生术前定位的诊断价值［J］.放射学实践，2021，36（07）：852-856.

［7］ 徐彦东，张凤翔，张浩亮，等.MSCT对气管憩室的诊断价值［J］.医学影像学杂志，2022，32（02）：246-249.

［8］ 刘如玉，张波.美国放射学会甲状腺结节影像报告系统和影像偶发甲状腺结节管理系列白皮书解读［J］.中国癌症杂志，2018，28（02）：88-97.

［9］ Lei R，Wang Z，Qian L. Ultrasonic Characteristics of Medullary Thyroid Carcinoma：Differential From Papillary Thyroid Carcinoma and Benign Thyroid Nodule［J］. Ultrasound quarterly，2021，37（4）：329-335.

［10］ LLOYD R V，OSAMURA R Y，KLOPPEL G，et al. WHO classification of tumours of endocrine organs 4th ed. Lyon：IARC Press，2017：142–143.

［11］ Ubayasiri K M，Brocklehurst J，Judd O，et al. A decade of experience of thyroglossal cyst excision［J］. The Annals of The Royal College of Surgeons of England，2013，95（4）：263-265.

［12］ Hu J，Li M，Xu L. Ectopic thyroid cancer diagnosed by endobronchial ultrasound －guided transbronchial needle aspiration［J］. Thorac Cancer，2017，8（6）：703-705.

［13］ Zander D A，Smoker W R K. Imaging of ectopic thyroid tissue and thyroglossal duct cysts［J］. Radiographics，2014，34（1）：37-50.

［14］ 郭良云，刘炜佳，刘燕娜，等.超声弹性成像技术在鉴别诊断甲状旁腺增生和腺瘤中的应用价值［J］.中国超声医学杂志，2020，36（11）：976-979.

［15］ 丁珂，崔秋丽，严昆，等.超声对甲状腺乳头状癌颈部中央区淋巴结转移的诊断价值及漏诊原因分析［J］.中国超声医学杂志，2018，34（09）：782-785.

[16] 赵玲，商雷，何岸柳，等.超声对原发性甲状腺淋巴瘤与甲状腺未分化癌的鉴别诊断［J］.中华医学超声杂志：电子版，2021，18（01）：17-24.

[17] 章芷源.超声特征改善对cNO单灶甲状腺乳头状癌中央淋巴结转移的预测［D］.南方医科大学，2023.DOI：10.27003/d.cnki.gojyu.2023.000266

[18] 赵朕龙，魏莹，曹晓静，等.超声造影评估继发性甲状旁腺功能亢进症结节功能［J］.中国介入影像与治疗学，2021，18（10）：583-586.

[19] 方嵩，刘赫，李建初.超声诊断原发性甲状旁腺功能亢进症研究进展［J］.中国医学影像技术，2023，39（06）：924-927.

[20] 于淼，王岚，孟祥瑞，等.儿童颈部支气管源性囊肿超声表现1例［J］.中国介入影像与治疗学，2020，17（01）：62.

[21] 陈铃，刘晗，张建兴，等.改良ACR TI-RADS超声词典鉴别甲状腺滤泡性肿瘤良恶性的临床研究［J］.实用医学杂志，2019，35（14）：2296-2299.

[22] 李卓原，卜锐，陆健斐，等.高分辨力超声术前评估病变甲状旁腺的声像图特征［J］.中国临床医学影像杂志，2021，32（11）：785-788.

[23] 黄芹芹.基于多模态超声影像组学构建甲状腺乳头状癌颈部中央区淋巴结转移的预测模型［D］.浙江中医药大学，2023.DOI：10.27465/d.cnki.gzzyc.2023.000067

[24] 萨日，关锋，代玉银，等.甲状旁腺癌的影像学表现（附6例报道并文献复习）［J］.中国临床医学影像杂志，2018，29（08）：568-570+574.

[25] Sidhu P S，Talat N，Patel P，et al.甲状旁腺癌术前超声诊断的恶性征象：15mm甲状旁腺肿瘤的回顾性分析［J］.国际医学放射学杂志，2011，34（06）：599.

[26] 常婷.甲状旁腺病变的超声诊断价值及多种影像学对比分析［D］.苏州大学，2014.

[27] 张海港，窦训武，樊明月，等.甲状舌管囊肿舌骨体形态的影像学对照研究［J］.临床耳鼻咽喉头颈外科杂志，2023，37（01）：59-62.

[28] 李春歌，王博冉，乔春梅，等.甲状腺癌并甲状旁腺瘤及异位甲状腺误诊一例［J］.中华医学超声杂志：电子版，2019，16（10）：798-799.

[29] 毛锋，徐辉雄，张盛敏，等.声触诊组织成像与定量技术联合2015年美国甲状腺学会指南在甲状腺良恶性结节鉴别诊断中的应用研究［J］.中国全科医学，2016，19（21）：2585-2590.

[30] 中国超声医学工程学会浅表器官及外周血管专业委员会.甲状腺及相关颈部淋巴结超声若干临床常见问题专家共识（2018版）［J］.中国超声医学杂志，2019，35（3）：193-204.

[31] 李小毅，张波，林岩松.成人甲状腺结节与分化型甲状腺癌诊治指南（2015年美国甲状腺协会）解读［J］.中华耳鼻咽喉头颈外科杂志，2017，52（4）：309-315.

[32] 白玲.甲状腺内胸腺癌1例临床分析［J］.军事医学，2019，43（11）：880-881.

[33] 刘九洋，陈浩，吴高松.甲状腺内胸腺癌伴颈侧区淋巴结转移1例报告［J］.中国实用外科杂志，2022，42（2）：232-234.

[34] 周沁，杨晓晨，查小明.甲状腺乳头状微小癌颈部中央区淋巴结转移率及其危险因素分析［J］.南京医科大学学报：自然科学版，2015，35（12）：1782-1783，1792.

[35] 李娜，常才，陈敏，等.甲状腺髓样癌的超声特征分析［J］.中华超声影像学杂志，2013，

22（6）：539-540.

［36］陈然，原韶玲，南杰，等.甲状腺微小癌颈部中央区淋巴结转移超声表现及相关影响因素分析［J］.中华临床医师杂志：电子版，2017，11（02）：239-243.

［37］张求，李丽丽，李荔.甲状腺未分化癌的超声表现分析［J］.中国超声医学杂志，2020，36（8）：752-754.

［38］刘强，刘菊仙，彭玉兰，等.颈部支气管源性囊肿的超声表现［J］.中国医学影像学杂志，2019，27（10）：749-751.

［39］陈宏猷，王虎，李涛.气管憩室1例报告［J］.实用放射学杂志，1993（01）：52-53.

［40］李晓京，杨乐，马斌林.确诊年龄与甲状腺微小乳头状癌颈部中央区淋巴结转移相关性研究［J］.中国实用外科杂志，2017，37（09）：1016-1023.DOI：10.19538/j.cjps.issn1005-2208.2017.09.19

［41］王颖，丁金旺，马晨霞，等.术前超声癌灶特征预测甲状腺微小乳头状癌颈部中央区淋巴结转移的临床价值［J］.中国临床医学影像杂志，2017，28（11）：770-773.

［42］王福民，梁振威，陈蕾，等.术前超声联合免疫组织化学预测甲状腺乳头状癌颈部中央区淋巴结转移［J］.中国介入影像与治疗学，2022，19（9）：539-542.

［43］赵威，尹莉，卢瑞刚，等.术前超声在原发性甲状旁腺功能亢进症中的临床应用价值［J］.中国超声医学杂志，2021，37（7）：745-748.

［44］罗嗣蔚，丛淑珍，黄春旺，等.原发性甲状腺淋巴瘤与甲状腺未分化癌超声特征对比分析［J］.中国临床医学影像杂志，2021，32（05）：315-319，325.

［45］Kumar R，Drinnan M，Robinson M，et al. Thyroid gland invasion in total laryngectomy and total laryngopharyngectomy: a systematic review and meta-analysis of the English literature ［J］. Clinical Otolaryngology，2013，38（5）：372-378.

［46］赵瑞娜，张波，姜玉新，等.甲状腺转移癌的超声征象［J］.协和医学杂志，2014，5（01）：17-21.

［47］刘春，成雪晴，何发伟，等.甲状腺转移癌的超声表现和临床特点研究［J］.中国超声医学杂志，2021，37（08）：941-944.

［48］Ghossein C A，Khimraj A，Dogan S，et al. Metastasis to the thyroid gland: a single-institution 16-year experience ［J］. Histopathology，2021，78（4）：508-519.

［49］张宏，康慧鑫，刘颖.甲状舌骨囊肿样异位甲状腺癌超声表现1例［J］.中华超声影像学杂志，2005（07）：516.

［50］Lydiatt W M，Patel S G，O'Sullivan B，et al. Head and neck cancers—major changes in the American Joint Committee on cancer eighth edition cancer staging manual ［J］. CA：a cancer journal for clinicians，2017，67（2）：122-137.

［51］轩维锋.浅表组织超声与病理诊断［M］.北京：人民军医出版社，2015.

［52］姜玉新，张运.超声医学高级教程［M］.北京：中华医学电子音像出版社，2021.

［53］中国医师协会超声医师分会.中国浅表器官超声检查指南［M］.北京：人民卫生出版社，2017.

［54］傅先水.超声病例分享和读书笔记［M］.北京：科学技术文献出版社，2021.

［55］ Tschammler A，Heuser B，Ott G，et al. Pathological angioarchitecture in lymphnodes：underlying histopathologic findings. Ultrasound in Med.&Biol，2000，26（7）：1089-1097.

［56］ Clark O H. Thyroid cancer and lymph node metastases ［J］. Journal of Surgical Oncology，2011，103（6）：615-618.

［57］ Chang A，Nataraja RM，Pudel E，et al. Diagnosis and management of ectopic cervical thymus in children：Systematic review of the literature. J Pediatr Surg，2021，56（11）：2062-2068.

［58］ 赵鹏举，李进让.鼻咽喉头颈区原发淋巴瘤78例分析 ［J］.中国中西医结合耳鼻咽喉科杂志，2022，30（02）：131-135，87.

［59］ 石梦晗，刘婉莹，余莉.Castleman病的临床病理特征及可能的发病机制 ［J］.中国肿瘤临床，2020，47（13）：677-681.

［60］ Hill AJ，Tirumani SH，Rosenthal MH，et al. Multimodality imaging and clinical features in Castleman disease：single institute experience in 30 patients. Br J Radiol，2015，88（1049）：20140670.

［61］ 尚伟，郑家伟.2019年NCCN口腔口咽癌诊疗指南更新解读 ［J］.中国口腔颌面外科杂志，2019，17（06）：481-485.DOI：10.19438/j.cjoms.2019.06.001

［62］ 李文飞.129例首次诊断淋巴结结核的临床特点：一项回顾性分析 ［D］.南方医科大学，2018.

［63］ 王立平，李明奎，徐栋，等.超声引导下经皮热消融治疗囊性为主混合性甲状腺结节 ［J］.中华医学超声杂志：电子版，2020，17（1）：17-21.

［64］ Kim JH，Baek JH，Lim HK，et al. 2017 Thyroid Radiofrequency Ablation Guideline：Korean Society of Thyroid Radiology ［J］. Korean J Radiol，2018，19（4）：632-655.

［65］ Mainini AP，Monaco C，Pescatori LC，et al. Image-guided thermal ablation off benign thyroid nodules ［J］. J Ultrasound，2016，20（1）：11-22.

［66］ 柯淑丽，胡兵，车鹏飞.甲状腺结核合并颈部淋巴结结核超声表现1例 ［J］.中国超声医学杂志，2023，39（10）：1103.

［67］ Franklin N，William D，Edward G，et al. ACR thyroid imaging reporting and data system（TI-RADS）：White paper of the ACR TI-RADS committee ［J］. J Am Coll Radiol，2017，14（5）：587-595.

［68］ Edward G，Franklin N，Jenny K，et al. Thyroid ultrasound reporting lexicon：White paper of the ACR Thyroid Imaging, Reporting And Data System（TIRADS）committee ［J］. J Am Coll Radiol，2015，12（12 Pt A）：1272-1279.

［69］ 张韵华，刘利民，夏罕生，等.甲状腺嗜酸性腺瘤的超声表现 ［J］.中国临床医学，2009，16（5）：775-777.

［70］ 袁硕，唐缨，杨木蕾.甲状腺嗜酸性细胞肿瘤的超声研究进展 ［J］.中国中西医结合影像学杂志，2017，15（3）：370-372.